COMMITTED

Dispatches from a Psychiatrist in Training

亞當・史登——著
Adam Stern
吳凱琳——譯

獻給我的黃金資優班同學、我們的老師，
以及我們的病人。

作者說明 Author's Note

這本書的內容，取材自我接受精神科住院醫師訓練期間的工作經驗。我盡可能取得了當事人同意，並更改他們的姓名以及可辨識的特徵，好保護他們的隱私。我還將不同人物的特點與故事結合成全新角色。針對病患個人的描述以及看診場景也都經過修改，避免他們被辨認出來。

目次

我來自紐約州立大學的上州醫科大學，這間位在雪城的學校很不錯，但是和我一起加入哈佛醫學院精神科住院醫師訓練課程的其他同學，多半來自耶魯、杜克或是哈佛大學醫學院。四年前，這些醫學院甚至沒有提供我面試機會。

「別懷疑，你們就是我們想要的人才，否則我們不會把你們納入媒合名單。……你們是歷年訓練課程成績評等最高的一屆，非常歡迎你們來這裡受訓。」訓練課程總

噬，如今這一切已成回憶，一旦這股情緒能量被抽離，就只剩下巨大空虛。人們常誤以為憂鬱是某種深沉的悲痛情緒，但更多時候病人形容他們完全失去了感覺，這點讓他們無法忍受。

我們每個人即便是在狀況最好的時候，還是會出現各種焦慮症和神經官能症等症狀，所以我開始明白，當某個人因為某種內科問題住院，這些症狀就會被放大。有些病人被送進內科部，但事實上他們應該送去精神醫學部，因為他們的身體症狀實際上是心理困擾造成的。

第二部　第二年
YEAR TWO

蕾貝卡已是第三年住院醫師，她和我聊到了關於第二年住院醫師的內幕消息。「就跟第一年一樣，只是……每件事情都會變得更多……你終於覺得知道自己在做什麼。到了今年年底，你就會覺得沒有任何事情能影響你的情緒。之後你一定會接到第一個需要長期接受心理治療的病人，一旦你開始接觸這些病人，就會覺得很有趣。」

我改變做法，問病人一個問題，像是「告訴我你為什麼來找我看診」之類。如果我用這種方式開場，然後花點時間聽病人怎麼說，往往能得到許多重要的臨床資訊。

係。但這一切都源自於她內在永遠無法滿足的需求：獲得外界認可。

「很多時候，我們不一定能具體想像病人的生活情況，但是總有辦法去理解他們的經驗。你有過這種感覺嗎，害怕自己有可能失去某個重要事物？」

「差不多每一天都有這種感覺，」我回答。

「一旦你接受或許你沒有能力只靠自己一個人拯救他的婚姻，你才能靜下心來思考如何引導他度過難關。」

「你感覺如何，珍？」「我覺得好累。」「他們會停用奧氮平，接下來幾小時你應該會覺得比較有精神。」

「不是，我的意思是，我只是厭倦了這一切。」「我理解你的感受。」

她看著深入喉嚨的鼻胃管。「法院下令的。」她說。我點頭。「我輸了。」我開口說道，但是聲音顫抖，我的喉嚨有些難受，不自主地開始流淚。

第三部　第三年與第四年
YEARS THREE AND FOUR

訓練課程正式邁入第三年，這時的我開始覺得有歸屬感。參加這項訓練課程的住院醫師會代代相傳「不要自己一個人擔心」的口號，到了第三年，我開始覺得這個建議真的很實用。成為第三年住院醫師之後，我手上有一堆門診病例，如果不是遇到準備好聽我解釋、願意傾囊相授的知名精神科醫師，我恐怕沒辦法治療那些複雜難解的病例。

「我很高興我沒有自殺。那樣是不對的。」「我也很高興，」我說。

剛開始擔任住院醫師的時候，每當我聽到這麼直接、坦白的回答，通常會覺得尷尬不已。以前我認為，真正的精神科醫師應該說出更有智慧的話。但是後來我學到，簡短、誠實的回答或許有些赤裸，但是對病人比較好，不需要煩惱該如何說出那些

An Impostor Once More 157

「在接受住院醫師訓練時，我認為自己一無是處，所以就跑來這間辦公室看醫生，治療自己的病。」「真的？」我訝異地問。她點頭，接著說道：「然後發生了一件有趣的事。我在候診室不斷遇到其他同學，一個接著一個，到後來我們開始明白，我們每個人只是想要努力撐過去，知道自己到底怎麼了。我相信你們黃金資優班的其他同學，有時候也和你一樣茫然。」

前言
Prologue

我時常重複做同一個夢，在夢裡我低頭俯瞰，發現自己第一次在上空飛行。我感到莫名興奮，卻又充滿恐懼。我不知道自己是如何從地面起飛的，低頭俯瞰似乎讓我失去了動能，很難繼續爬升，我必須在地心引力將我往下拉、恐怖地墜毀之前，想辦法持續飛行。有時候我會在開始往下墜落時瞬間驚醒，有時候則是在我意外發現解決方法之後甦醒。其中有場夢境最讓我感覺溫暖：當我看向四周，發現自己並非孤身一人。當看到有人在我身邊飛行，雖然我依舊感到害怕，但我克服得了這種情緒。或許我們可以一起找到解決辦法。

在我意識清醒時，也有相同的感受。我成為了一名精神科醫師，這一行的訓練重點，是讓我們理解人際連結的重要。精神醫學的主要目的，是在病患面臨重大難題時，協助他們找到並成為最好的自己。精神醫學假設，如果我們攜手合作，會比各自行動更有能力應對挑戰。

精神科醫師訓練的終極目標是：當人們停滯不前，我們能夠推他們一把；當他們墜落之際，我們能夠接住他們。我們透過經驗得知，我們看到、聽到或感受到的生活片段，只是內在世界的一小部分。事實上，我們費盡心思想要理解自身存在意義，但是要能真正理解並不容易，有時候我們會誤解展現於外的部分自我。這時候精神科醫師就能發揮作用，幫助人們認識未被看見的自我。

我們雖然是精神科醫師，但是在各自人生中也會面臨類似挑戰。我之所以選擇這個職業，是希望自己有能力應付各種人生處境，但是首先我必須想辦法化解三不五時出現、難以承受的痛苦感受。我無法想像，如果我連自己的基本生活都無法應付自如，未來要如何引導病人思考、緩和病人的情緒。

我就讀於紐約上城的州立醫學院，後來被分到哈佛醫學院接受住院醫師訓練。參加這個訓練課程的同學都非常聰明，也都達成了我自認不可能擁有的成就。我感覺自己像個冒牌貨。

我的人生真實上演了其中一場夢境，但是我不知道最終會如何結束。我發現自己飛進全美最頂尖的住院醫師訓練課程，但是我從沒想過自己能夠成功避免墜地意外。

這本書描述了我和同學在四年受訓期間，如何在優秀的老師指導下，徹底脫胎換骨。書中記述了我們如何在精神科醫師受訓期間，共同克服各種艱難的挑戰。在治療過程中，病患讓我們獲益良多，我和同學也努力改變，讓自己變得更好。我們一起學習失敗的意義，體會成功的珍貴。我們一起努力求進步，因為環境因素，彼此變得形影不離，我們開始理解，和同學、和病人建立人際連結代表什麼意義。雖然我們內心時常動搖，但是依然能夠找出方法，共同邁進——而且總是如此。

PART 1

第一年

YEAR ONE

1 歡迎來到長木醫學園區 Welcome to Longwood

房間內燈光昏暗。窗簾鬆垮地垂掛著，窗外街燈的亮光照進房間。我們就站在長木醫學園區精神科病房盡頭某個病人的房間裡。我杵在病房中間試圖保持鎮定，內心祈禱只有自己知道我的腎上腺素正在血液裡流竄。三名醫院保全人員站在我身邊，其中一人似乎在我目不轉睛地盯著病人時，在我耳邊打哈欠。這個病人還不到二十歲，因為陷入精神病性狀態（psychotic state）而被送進醫院。他的世界與現實格格不入，各種驚恐的想法盤據大腦，他出於本能爬到六英尺高的衣櫃上方。他整個人嚇壞了，全身蜷縮成一團。

「你下來，我們是來幫你的，」我心平氣和地說。

「你是特務，你是惡魔中情局的特務，」他回道。

「拜託你，」我更加好聲好氣地懇求他，「我需要你下……」但是我話還沒說完，他就朝著我們往下跳。

兩名保全人員在半空中抓住他、穩住他的身體，最後他「砰」地一聲安全落地。保全人員立刻將他固定住，一名護理師隨即走進病房，在他的頸部注射鎮靜劑。護理師進門時就已經備好鎮靜劑了。

「很抱歉發生這樣的事，」我跪在地上對他說，試著看他的眼睛。「接下來我們一起度過。」

麻州法律規定，如果當下有安全風險，就必須遵循不甚明確的強制治療原則，於是一群人護送這名男子前往隔離病房，我站在八英尺遠的地方，親眼看著他們將這名病人的雙手雙腳綁在床杆上。

我感覺自己的肋骨被推了一下。

「第一次？」原來是那位護理師。「事情會好轉的。」

「我不確定我是不是真的希望事情好轉，」我回答。

「哎，現在大家被你的事情打斷，」她嘆氣說道，雙肩下垂。「別這樣，醫生。我們還有一堆資料要處理，還有三個新入院的病人等著看診。」

一個月前

「你有看過哪個地方和這裡一樣嗎？」我像個驚訝的孩子般問道。

伊莉安娜（Eliana）停下來，環顧四周整潔的環境，然後搖頭。「我想不到有哪裡和這兒一樣，」她回說，眼睛盯著我身上哈佛核發的識別證。

「看到我的名字旁邊寫著那個名稱，壓力好大，」我說。

「好在你**絕頂聰明**，」她刻意用誇張的波士頓口音回答。

我謙虛地露出微笑，繼續盯著哈佛醫學院的主方庭。

「這方庭只屬於那些比我聰明的人，」我說。

波士頓居民時常將醫學院校區和周邊建築物統稱為「醫學勝地」（medical mecca），在這五個街區範圍內，聚集了多家備受讚譽的醫學機構，包括貝斯以色列女執事醫療中心（Beth Israel Deaconess Medical Center）、布萊根婦女醫院（Brigham and Women's Hospital）、波士頓兒童醫院（Boston Children's Hospital）、丹娜法伯癌症研究中心（Dana Farber Cancer Institute），以及另外一些機構。這裡是發現與進行生物科學研究的重要基地，許多頂尖醫師暨科學家都會在某段期間，忙著在不同樓層之間穿梭。你如果身在其中，必定會感受到一股莊嚴肅穆的氣氛。事實上，方庭四周的建築物全部採用大理石建材，從牆壁到護欄與樓梯都是。

六月時，我和剛分手的前女友一起走路穿越方庭，這或許不是明智之舉。伊莉安娜和我在一起四年，從大學一直到我進入醫學院為止。分手後我們仍舊像忠誠伴侶，生活步調相同，時常相互安慰。我們很容易就忘記，我倆早已不再是情侶。過去一年我們分合多次，但是正當她準備在紐約展開新人生之際，我卻被分派到哈佛醫學院接受住院醫師訓練，這是最後一根稻草，我們就此徹底分手。我安頓好新家後，伊莉安娜好心跑來找我，但是她的出現卻更加凸顯我的未來充滿不確定：哈佛醫學院讓許多人望之卻步，但現在我必須在這個地方重新開始。

我第一次走路穿越方院時，從沒感覺自己如此渺小脆弱。在我原本就讀的州立醫學院，隨處可見破碎的磚塊、褪色的混凝土，但這些在這裡卻完全看不到。後來我才知道，在哈佛醫學院同樣能看到磚塊碎片，它們就隱藏在年代相對久遠的舊大樓裡，而財務拮据的精神醫學部說巧不巧就位在舊大樓。

這是我搬來波士頓的第三天，但是夜裡依舊無法成眠。我全身神經緊繃，在這裡一個人也不認識，也不知道成為哈佛精神科醫師究竟代表什麼。我確信，最終決定醫學院學生在哪家醫院接受住院醫師訓練的媒合演算系統，必定出了嚴重錯誤。我來自紐約州立大學的上州醫科大學（Upstate Medical University），這間位在雪城的學校很不錯，但是在波士頓很少人知道它，所以我總以為，在住院醫師訓練課程的媒合排名系統中，上州醫科大學應該是落在後段班。我的學校名稱「上州」聽起來很普通，有些人還以為是我瞎掰的。

但是另一方面，和我一起加入哈佛醫學院精神科住院醫師訓練課程的其他同學，多半來自耶魯、杜克或是哈佛大學醫學院。四年前，這些醫學院甚至沒有提供我面試機會。

在就讀醫學院之前，我一直以為自己夠聰明，足以應付絕大多數生活挑戰。我的標準化測驗（standardized test）成績出色，在早期求學階段也沒遇到什麼困難。自從母親懷孕開始，我們每個人就像在玩大樂透，我只是在許多方面比別人運氣好，特別是在數學方面我有很強的直覺思考能力，足以應付大學入學考試（SAT）。大學入學考試最困難的考題，正好是我大腦智力能夠解開的最難的題目，這只能說是某種幸運巧合。我努力苦讀，取得優異的成績平均積點（GPA）〔1〕；我參加許多課外活動、擔任領導職務，希望強化大學申請資格。以大學生而言，我和全世界最聰明的人一樣聰明，但是我非常清楚，還有許多人比我聰明得多，我們的社會需要他們去完成我永遠無法達成的偉大事業。我絕不可能成為解決宇宙謎團的明星數學家或物理學家，但或許我可以透過成為醫生幫上這些人。

對於我們史登家族來說，成為醫生就像某種成年禮。我父親出身醫學世家，進入麻省理工學院後便決定學醫，當時他以為自己或許會成為生物醫學工程師、設計義肢。但是擁有一份穩定工作，憑藉科學天賦獲得優渥報酬，這誘惑實在太大，所以後來他決定成為心臟科醫生。我哥哥和我自小就非常佩服父親，他不僅有能力提供我們生活一切所需，同時能為這世

1 譯註：GPA英文全名為Grade Point Average（學業成績平均點數），是全球各地許多大學或高等教育學院錄取學生的成績指標。GPA分數介於〇．〇~四．〇之間，有些學校的最高為四．三。如果想要申請頂尖大學，GPA多半要求三．五或三．七以上。GPA分數與台灣習慣使用的百分制成績之間如何換算，可參考以下連結：https://bit.ly/3kq6R5D。

界帶來正向力量。我們清楚知道，選擇醫學生涯是運用自身科學天賦、獲得優渥報酬的方法之一。老實說，如果我認為擔任好萊塢編劇也能達到同樣目的，或許這本書就會是完全不同的一本回憶錄，不過我向來習慣規避風險，在選擇生涯時也一樣。我哥哥雖然資質優異，但是在大學時成績不夠好，之後他花費好幾年強化申請資格，才終於進入醫學院就讀。我從他的經驗中學到教訓，所以上大學後便像機器一樣拚命苦讀，目的只有一個：第一次申請就要成功申請到醫學院。最後果然如我所願。二〇〇五年九月十五日，學校發出錄取通知書的第一天，我就接到紐約大學上州醫科大學招生辦公室來電，告訴我我被錄取了。不久之後，我哥哥也收到位在布魯克林的紐約州立大學下州醫學院（Downstate College of Medicine）錄取通知。對我們家族來說，這確實是值得慶賀的歡樂時刻。

隔年秋季我們進入醫學院，我的心情卻有了明顯變化。想要在醫學院順利生存，需要的智力和之前完全不同。如果想要取得優異成績，就得放棄大部分生活，睡眠以外的時間幾乎每分每秒都得投入課業之中。我不是生來就擅長鑽研教科書，倒是我很快就發現，有幾名同學對於學習醫學知識非常有天份，那種能力對我是可望而不可即。看著他們運用機械背誦技巧，記下那些維繫人類生命的各種細節，例如生物化學領域的克氏循環（Krebs cycle，透過有氧呼吸釋放能量的過程），或是凝血因子I到XIII的精密級聯機制（編號排序並不是依據凝血因子被使用的順序，而是依照被發現的順序），我不由得對他們肅然起敬；我根本沒辦法透過記憶法或其他背誦技巧，記住這些知識。

對我來說，努力背誦、然後真正理解這些精密流程，幾乎是不可能的任務。我哥哥在布魯克林一步步朝向心臟科醫師的生涯道路邁進，日後他將會和我父親在同一間辦公室工作；至於我，則在痛苦萬分地設法消化大量醫學知識，這是後來我選擇成為精神科醫師的部分原因，因為在精神醫學領域，更重要的是理解病人的個人經歷，而不是背誦那些流程。我認為，將自身經驗運用在更重視人性層面的醫學領域，將會是我唯一的生存之道。

我猜想，出身頂尖醫學院、和我一起加入哈佛住院醫師訓練課程的同學，應該不會遇到像我一樣的難題。每當我想到這些人有多聰明就全身發抖，所以我假定他們必定非常自我中心、總是為所欲為。但是關於為所欲為這一點，我還真是大錯特錯。

• • •

我們班上共有十五名學生，新生訓練開始前的一個星期天，我見到了絕大多數的同學。當時我看到這群人在距離我大約五十英尺遠、靠近醫院入口的戶外野餐區聚集。我緊張地快步走向他們，這時一名戴著棒球帽、衣冠不整的男子突然站到我前面擋住去路。

我及時停住腳步，以免撞到他。

「先生，抱歉打擾你，」他說，「我在這裡是為了——」

「沒事。我只是要去見——」

他沒讓我把話說完或是繞過他。

「你看，先生，我是來這裡接受癌症治療的。」

他脫下帽子，頭部某些地方的頭髮已經剃光。

「很遺憾聽到這事。」

「嗯，事情是這樣的——」

我可以感覺到，站在不遠處的那群人正看向我這裡。

「抱歉，我真的——」

「先生，」他稍微提高音量繼續說，「我只是沒有事先做好規畫。化療讓我記憶混亂，我怕油不夠，沒辦法開車回家。」

「喔，」我只能這麼回答。

「你能不能——」他低頭看著自己的鞋子，似乎羞於開口往下說，「……你能不能借我十塊錢，讓我加滿油，開車回家？如果你給我你的地址，我會還你錢。我會把錢寄給你。我很樂意這麼做。」

「十塊錢？」我反問。

我意識到對方似乎要詐騙我，但同學們正緊盯著我，我頓時感到很有壓力，於是便拿出了錢包。

「我只有一張二十塊鈔票，」我懊惱地說。

「沒關係，我就拿二十塊。給我你的地址，我會——」

我感覺自己的臉頰開始漲紅。我必須盡快擺脫眼前困境，避免在一群未來必須共處四年的住院醫師面前，和一個陌生人吵架。

「拿去吧，」我說。

我迅速把紙鈔塞進他手裡，然後繞過他，逕自走向同學集合的地點。我加快腳步離開，希望我和他之間的互動不至於讓其他同學對我產生負面印象。哈佛學生會拿錢給需要的陌生人嗎？我感覺很不自在，希望沒有人注意到。

「上帝保佑你，醫生，」有個人聲嘶力竭地對著我大喊。

接著所有人都轉過頭來和我打招呼。負責當天活動的資深住院醫師蕾貝卡（Rebecca）走過來和我握手。

「我看到你和狡猾尼克（Slippery Nick）碰面，」她面帶微笑地說。「他就住在附近某棟集體住宅。他沒有得癌症，只是讓你知道一下。他得的是良性自體免疫疾病，所以他的頭才會那個樣子。你有給他錢嗎？」

「有，二十塊，」我說。

「二十塊！嗯，別緊張。如果他知道你在這裡上班，看穿這是他的詐騙手法，他就會馬上收手。過了一段時間你就會覺得，如果能在忙碌的值班結束後，或是在漫長的一天開始前見到他，也挺好的。」

蕾貝卡把我介紹給其他人，大家帶著溫暖的笑容一一和我打招呼，詢問我為什麼對精神醫學和另一些事物感興趣。我解釋說，很久以前我就希望成為醫生，但是直到進入醫學院、接觸精神醫學之後，才確定這領域最適合我。每個病人都有自己的故事，看起來你必須深入了解他們內心，才能找到理想的治療方法。所有醫學領域的最終目的都是治療人們，但是在精神醫學領域，最重要的治療基礎是基本人性，而不是腎臟或骨架那些。當時我擔心自己說話聽起來像嬉皮或蠢蛋，但是很快就發現許多同學也有同樣感受。這實在令人難以置信。

在晴爽的波士頓午後，蕾貝卡花了一整個下午，帶著我們一起完成精心設計的尋寶遊戲，幫助我們認識這個新移居的城市。遊戲活動包括：「找出在芬威球場外的雪鐵戈石油公司巨型招牌」、「坐上擺放在大眾花園（Public Garden）裡的《讓路給小鴨子》雕像」。〔2〕這種尋寶遊戲感覺比較適合小孩子，對於一群個性嚴肅、受過高等教育、自以為是的年輕專業人員來說，參加這種遊戲似乎有些愚蠢。但是這整個下午，我們所有人藉著玩遊戲聚集在一起，認識這個至少在未來四年我們稱之為「家」的城市。

蕾貝卡的衣著打扮和正面積極的態度，都讓我聯想到小學美術老師。對於誰有資格成為哈佛精神科醫師這個問題，我早已有了先入為主的想法，但現在我再次對自己的想法產生懷疑。玩遊戲時，蕾貝卡會花時間詢問我們每個人，認真聆聽我們的回答，充分展現出高超的傾聽技巧，後來我終於明白，這是精神醫學不可或缺的基本工具。

「那麼，亞當，你來自哪裡？」

「紐約州立大學上州醫科大學，在雪城。」

接下來的半秒鐘，現場一片靜默，我只好先發制人自我辯解，打破冷場。

「我也不知道自己怎麼會被分到這裡。」

「嗯，他們只會媒合他們真正想要的人才，以後你只要記住這一點。不論發生什麼事，你都不是因為系統出錯才來到這裡。你屬於這裡，」蕾貝卡說。

當下我真的以為她或許是對的。

當我們完成尋寶遊戲的最後一項活動，我才明白當天大部分時間，我們其實是在認識彼此。米蘭達（Miranda）和我一樣，都是在長島長大，直到青春期前才全家搬來麻州。她在描述長島南岸的生活情景時，有些過度理想化，不過每次我想到自己八歲時參加的夏令營活動，也會如此。聽艾琳（Erin）說話，我就知道她很聰明，但是她說出的每個字都明顯透露出

2 譯註：《讓路給小鴨子》（*Make Way for Ducklings*）是美國繪本作家羅伯特．麥羅斯基（Robert McCloskey）創作的兒童繪本，描述一對野鴨夫妻在波士頓成家立業的故事。

她內心充滿了不安和自我懷疑。也許他們確實比我還要聰明，但他們也比我更為親切、更有求知慾。和我說話的每個人都擁有一段令人嚮往的背景故事，我迫不急待想要認識他們。我帶著歡喜而崇敬的眼神看著這群人。也許這一切都會有好結果。

❖

隔天，我們在醫學中心開始接受正式的新生訓練，最後一位同學終於抵達。前一天她正好參加朋友婚禮，錯過了尋寶遊戲。我覺得她的五官精緻秀麗，一舉一動都散發出我從未見過的內斂與優雅。我走向她，露齒微笑伸出手。

「我是亞當，很高興認識你。」

她看著我的手，我感覺等待的時間似乎漫無止境，接著她面無表情地和我握手，惜字如金地自我介紹。

「瑞秋，」她漠然地回答，然後轉身離開。

我感覺自己被拒絕，整個人像洩了氣的皮球，滿臉漲紅地離開。她只不過是和我打招呼時態度有些冷淡，就徹底擊潰我的士氣。

2 黃金資優班 The Golden Class

住院醫師訓練課程一開始，是為期一週的新生訓練營。第一個星期一早上，我們十五個人穿上最正式的服裝早早現身，急切地想要證明自己值得錄取。

每個人看起來都非常焦慮，除外一名叫關（Gwen）的女生，她看起來特別淡定。她來自哈佛醫學院，後來直接被分到哈佛住院醫師訓練課程，所以和其他人相比，她更能適應身分轉換。受訓期間，我們會在哈佛長木醫學園區的各大醫院輪訓，關早已非常熟悉這些地方。

「感覺我們是在地下室？」黛娜（Dana）問。

「我們剛剛一起從街上走進來，所以應該是在地面樓層，」班（Ben）回答。

「不是，我知道，但是你不覺得，這房間看起來很像是在地下室？」

黛娜和班在就讀醫學院時就彼此認識，所以關係親近。

「關，」黛娜繼續說道，「你讀醫學院的時候就來過這裡，所有房間都像這樣嗎？」

「像什麼？」她得意地笑著問道。

黛娜停頓了一下，仔細思考要怎麼講。

「就像房地產仲介會形容這些房間很吸引人。」

「嗯，你知道的，學術型醫學中心通常會把精神醫學部安排在環境比較差的地方，」她回說。

「為什麼？」

「我們沒辦法為醫院賺大錢，所以幾乎沒有任何先進設備，因為一旦引進新設備，就需要整修空間，」我說。

我不確定這種說法是否正確，但是我試著讓自己聽起來像個聰明人。頭頂上的日光燈照得透亮，老舊的空調系統嗡嗡作響，但周遭氣氛並沒有如我預期般變得緩和，大家反而更像是受到了驚嚇。

米蘭達再次嘗試打開會議室大門。「沒錯，門還鎖著，」她開玩笑地說，「我只是想確認我是不是擁有神奇魔力。」

米蘭達來自另一所長春藤學校的醫學院，她情緒高亢，既焦慮又興奮。大夥集合時，我偷瞄了一眼瑞秋。我很緊張，怕她注意到我在偷看她，但是我似乎不存在她的世界裡。

我們在會議室外繼續等了十分鐘，直到有人發現不對勁。班和大家閒聊了一會兒，雖然態度更客氣，但氣氛有些尷尬，後來他終於開口問說，我們是不是來對了地方。黛娜認為應該要聯繫訓練課程的行政主管提娜（Tina），後來我們才知道，原本排定第一堂課的教授忘記要來幫我們上課。

提娜急忙從醫學中心另一頭趕過來，提醒我們這一星期的新生訓練課程會非常忙碌。她說，當我們愈來愈能夠輕鬆應付一連串難關，就會覺得好過許多。

提娜比我們年長一些，可能是三十多歲，但是你很快就會發現，這個人非常有趣。多數時候她都穿著偏向哥德風格的暗色系專業服裝，其中一側的頭髮剃成俐落平頭，另一側則留著烏黑長髮，蓋住如模特兒般的高聳顴骨。後來我才知道，負責住院醫師訓練課程只是提娜的日間工作，下班後她便將全副熱情投入波士頓地下藝術創作，撰寫劇本和執導恐怖片，她曾在地方短片電影節獲獎。但是對我們來說，基本上就是由她一手包辦所有大小事情。如果我們有人需要某樣東西，就會直接聯絡她。整個系上只有她知道如何搞定所有事。提娜就是**做事**達人。

提娜措辭得體地提出要求，之後我們終於可以開始上課，她帶領我們進入會議室。最後訓練課程總監卡蘿・蕾丁醫生（Dr. Carol Redding）走進會議室，所有人立刻坐直身體。

「首先，你們全是這裡的一份子。別懷疑，你們就是我們想要的人才，否則我們不會把你們納入我們的媒合名單。第二，我知道你們現在不覺得自己是精神科醫生。沒關係，這很正常。事實上，你們來這裡就是要學習如何成為精神科醫生。」

她對著會議室內所有人說著，語氣溫柔而堅定，當下贏得我們所有人的尊敬。

「第三，我不希望有一天我必須把你們叫進我的辦公室，告訴你們穿著要更得體。我很討厭那樣做。」她停頓了一會，接著說道：「我也不希望由我來告訴你們什麼是得體。大家都是成年人了，應該要知道的。雖然我們在這裡討論你們應該知道的事情，但是我想有必要告訴你們，我們真的很高興你們能來到這裡。你們是歷年訓練課程成績評等最高的一屆，非常歡迎你們來這裡受訓。」

這時候米蘭達竊竊私語地告訴我，這一屆被稱為「**黃金資優班**」（The Golden Class）。

雖然蕾丁醫生剛剛說了那番話，但是當米蘭達開玩笑說出「黃金資優班」，反而更讓我覺得自己是冒牌貨。我實在想不出來，要如何避免讓自己成為扯後腿、拖累整個優秀團隊的罪魁禍首。

蕾丁醫生結束開場白之後，提娜開始發放我們的識別證，我發現自己被分到「物理精神醫學部」（Physchiatry），我猜想大概是印刷錯誤，把精神醫學（psychiatry）和物理治療醫學（physiatry）兩個字合成一個字。

「物理精神醫學？」我自言自語地說。

「可能是專門為你成立的新科系，」黛娜笑道。

「我想我可能要身兼主任、教授、行政人員和工友，」我回答。

未來四年如果發生任何爭議，我都會把問題歸咎於物理精神醫學部門的內部政治鬥爭。

接著，在「成為精神科醫師」的專題討論課堂上，提娜向大家介紹課程主任尼娜（Nina）。按照慣例，我們應該稱呼精神科主治醫師為某某醫生，不過尼娜堅持要我們叫她名字就好。她努力向我們說明課程內容，她所說的每個字我都認得，但所有字連在一起之後，就聽不太懂了。

「這裡的教學沒有正式課表，但是我們會針對個人和團體發展，設定明確目標，」她解釋，「我們會根據自己的經驗，帶領你們從現在的位置，一步步走向四年後你們應該要到達的位置。有非常多課程內容和情緒管理有關，但這絕對不是團體治療課程。」

「所以這是關於情緒感受的課？不如就叫感受課？」瑞秋問道。

「沒錯，可以這麼說，」尼娜說，接著和我們一起放聲大笑。

當下我確定自己非常喜歡尼娜這個人，而且我猜未來幾年我們會很需要她。我們會產生許多複雜的感受，我認為尼娜知道如何應付這些感受。

專題討論課的非正式名稱確定之後，大家開始討論初期的感受，看來我們都嚇到了。

「有誰知道如何成為醫生？因為我真的不知道，」艾琳說，「如果我害死了人怎樣辦？」

「我只希望當我們搞砸了，真的會有人在現場接住我們，因為在我們做決定時，確實有人的命在旦夕。為什麼我還是決定要成為醫生？」我問。

「如果我不了解血清素藥物，不知道它可能會引發血清素症候群，卻指示做兩次血清素藥物治療，結果會怎樣？我甚至不知道高張力反射是什麼情況，我的意思是，我只有在YouTube上看過。我要怎麼知道，如果我以前沒做過就不要做？」米蘭達問道。

會議室內的溫度逐漸升高。

「在班和我就讀的學校，我感覺我們受到很好的照顧。我們就像小小孩，不需要實際擔任何責任，」黛娜說，「但現在，很明顯我們被丟來這裡，被要求做所有事情，好像我們一直在做這些事一樣。只要星期一走進醫院就能當醫生？我不敢相信在這裡是這樣訓練的。」

我沒有想到，來自長春藤名校的同學竟然和我一樣嚇壞了。只有瑞秋對這一切處之泰然。

「事情會變好的。你只要去做看起來對的事，如果遇到問題，就去查資料或請教更資深的前輩。如果你用這種方式學習，就會覺得醫學其實很簡單，」她說。

「我喜歡這種說法，」尼娜說，「在這裡你常會聽到資深教授引述一句很棒的格言：**不要自己一個人焦慮**。」

聽到這句話之後，當天我們所有人第一次感覺可以稍微放鬆心情。

3 事情總會過去，你一定會沒事的

It Will Pass, and You Will Be Fine

她距離我四英尺遠，看起來似乎已經死亡。如果她真的死了，我該怎麼辦？這是我第一天加入神經醫學會診團隊看診，我不知道自己在做什麼。熨燙平整的全新白色長袍穿在身上感覺有千斤重，手掌不停冒汗。我開始懷疑，會不會因為我的醫療技能不足，導致整個哈佛團隊的所有努力瞬間化為烏有。

受訓第一年，我們每個人會被分派到不同的專科。新生訓練結束後第一個星期一，我被分派到神經醫學部，所有精神科住院醫師在第一年，都必須完成兩個月的神經醫學訓練。第一天早上，新來的資深住院醫師要求我評估一名曾出現**心搏停止**（asystole）的年長女性。她的心跳停止了幾分鐘，之後靠著電擊恢復了某些生命跡象。神經醫學團隊被要求會診，協助判定這名女性是否已經腦死。

我不知道要如何完成被指派的工作，但是我沒有多餘時間，好在我夠機靈，知道醫院通常會提供非常完整的教學訂閱服務，告訴我該如何判定一個人是否腦死。我登入了名為「最新發展」（UpToDate）的資料庫，一步步學習必須做哪些事，好判定這名女性的大腦是否持續運作。我花了一個小時研讀資料，過程中完全沒有人監督我，大部分時間我都在想辦法搞懂資料庫列出的各項步驟。

我靠近這名女性的身體，她靜靜地躺在加護病床上。日光燈有些刺眼，我忍不住想要遮住眼睛。身邊沒有其他人，只有機器發出的嗚響與叮噹聲，感覺就像冷眼旁觀的觀眾。

我將冰冷液體注射進這名女子的血液中，藉以降低她的體溫。她的皮膚逐漸變得冰冷。

我稍微靠近觀察之後，還是認為她已經死亡。正當我要開始檢查，主要醫療團隊大搖大擺地走到床邊。

「哇，你是神經醫學部的，太好了！謝謝你來，」醫療團隊領導人說。

「噢，不是，我只是實習醫生，」我害羞地回答。

「只是實習醫生？今天是第一天？好兄弟，你要驕傲地說出來。你現在已經是醫生了！我們會在二十分鐘內回來。把你的評估結果寫在病歷表上。」

這群人趕忙去看下一個病人，繼續他們的查房行程。我開始進行檢查。我彎腰靠近病人，測量她的頸動脈脈搏，發現比我預期的要強烈；我的手臂感覺到她呼吸冰冷。接著我把手指伸向她張開的手，她本能地抓住我的手指。我撥開她的眼皮，然後將她頭部往左右兩側轉動，她的眼球會同時朝反方向轉動。根據「最新發展」資料庫，這是好現象。

我竟然第一次大聲自我介紹是「史登醫生」，連自己都覺得有些不可思議。我向她道歉，告訴她我要用光照射她的眼睛。她的瞳孔收縮反應正常，我幾乎要跳起來了。接著我戳了一下這名年長女性的指尖，她因為疼痛刺激而縮手，我再次向她道歉。現在我已經有了答案；看來我們兩個人都不是腦死。

我寫完這名女性的會診紀錄判定她並未腦死後，繼續看下一個病人。第二位女性病人因為短暫性全面腦失憶（transient global amnesia）被送進醫院；這種疾病相當罕見，大腦會自發地暫時失能，無法形成新記憶，但通常不會造成傷害。我自認已經和病人進行了深入談話，了解她的成長環境和婚姻，還有她厭惡的工作後，走出病房去拿反射錘。但是當我回到病房內，卻感覺自己像是從未來過這裡。病人重新自我介紹，向我解釋說她知道自己現在正在醫院，但不知道為什麼。她的先生指著一張紙，上面寫著：

> 你來醫院是因為你的記憶出了問題。
> 事情總會過去，你一定會沒事的。

我發現他們兩人的互動非常有趣，就像電影《記憶拼圖》（*Memento*）[3]的某個場景，只是少了謀殺和悲劇的壓迫感。幾個小時後，她的大腦自行恢復正常，我根本沒有幫上忙。就像癲癇發作瞬間停止，或是偏頭痛自動消失一樣，這名女性的大腦會自動重新啟動。我發現自己無能為力並沒有對最終結果造成傷害，因此大大鬆了一口氣。

當天後來發生什麼事，我已經記不得了，成為**真正的醫生**，讓我的腎上腺素飆升。當天我一直有強烈的「冒名頂替症候群」（impostor syndrome）感受，所有醫生在生涯初期都有過相同經驗，但是我對自己採取的每個行動感到驕傲、充滿熱忱，這些情緒遠超過冒名頂替症候群。

之後我又給三名病人會診，其中一名病人疑似中風，另一個病人被掉落的樹枝擊中頭部，最後一位病人因為肌萎縮側索硬化症（ALS）惡化，無法自行呼吸。我似乎找到了訣竅，知道如何和每位病人建立連結，但是對其中一名病人成效不佳。罹患肌萎縮側索硬化症的病人被插上氣切管、幫助呼吸，但是氣切管沒有插好，我檢查時他咳出了一些分泌物，這些分泌物飛越房間，好死不死地落在我的嘴巴和下顎。我當下大驚失色，立刻跟他說聲抱歉，暫停檢查，徹底清潔整個區域，然後請護理師拿來漱口液和肥皂。我相信自己可能同時接觸到人類免疫缺乏病毒、B型肝炎和伊波拉病毒，我告訴一名護理師剛剛發生的一切，本以為她一定會建議我去職業安全部門，接受暴露後預防性投藥治療，沒想到她只是聳聳肩。

「親愛的，這是職業危害。」

或許無論如何我都應該去，但是並沒有明顯證據顯示我接觸到傳染病，何況我手邊還有太多事情要處理。跑去職業安全部接受治療，感覺就像小學生只不過肚子痛就跑去找學校護士，所以最後我決定繼續完成當天的工作。

到了晚上六點，我脫下白袍，走去南方四號大樓的精神科禁閉病房。雖然我在神經醫學部輪訓，但還是要到精神醫學部輪值大夜班。這是我值班的第一個晚上，所以會有一名住院醫師負責教導我，為我指點迷津，確保有人能回答我的問題。結果負責指導我的，正好是我認識的資深住院醫師蕾貝卡，我鬆了一口氣。

她依約出現在病房外，接著給了我一個擁抱，這讓我受寵若驚。

「你會需要的，」她說，然後大略向我說明在精神科病房可能會遭遇到的各種陰謀詭計。「看好了，輪值大夜班的時候，你身邊每個人都可能想要利用你。他們會傷害你。你必須戴上盔甲。我喜歡想像自己戴著一頂畫滿中指的隱形安全帽。」

「哇，好的。你的聲音聽起來很累，」我回說。

「史登醫生，你的診斷眼光非常精準，」她邊說邊把手放在我肩上。

我們刷卡進入病房。一般人可能不知道，走進精神科禁閉病房，感覺壓力沉重。迎接我們的是檢查人員的空洞眼神，他們的工作是每十五分鐘檢查每一位病人，確認每個人都受到照顧，不會造成危險。住院病房承擔了非常多工作，包括治療照護、團體治療、職能與物理

3 譯註：《記憶拼圖》由克里斯多福．諾蘭（Christopher Nolan）執導，描述一名罹患順向失憶症（病人會忘記患病後發生的事情）的男子尋找殺妻凶手的故事。

治療，當然還包括藥物治療優化。不過，他們最重要的工作，是避免病人出現極端不安全的行為，傷害自己或其他任何人。總而言之，檢查人員就好比我們的耳目。

我們兩人步行經過一位中年婦女身邊，這名女子只顧著自言自語，和其他人沒有任何眼神接觸。

「不是因為那樣，是另外一件事，」這名婦女說，「不是！是**另一件事**！」她自顧自地大聲吼叫。

「那是金潔，過去二十年進出醫院好幾次，但沒有人知道另一件事是指什麼。」

我們走進護理站，裡面擺放了一排排電腦，還有一扇窗戶可以看到休息室，不需要看診的時候，病人就會待在休息室彼此交流。我從窗外望進去，看到了一個又一個備受折磨的病人。有一名年輕女性罹患厭食症，骨瘦如柴，但是依舊坐在靠近左側的小桌前專心學習。我注意到在她右手邊有一名男性，我猜大約五十多歲，他留著濃密的白色鬍鬚，身體出現了蠟曲現象（waxy flexibility），特徵是病人會呈現嚴重的僵直狀態，肢體一直維持著不正常的姿勢不動。

蕾貝卡發現我正盯著他看。

「羅傑實際上已經比他剛來的時候好多了。電痙攣治療（ECT）確實有效，這是一種休克療法。有時候他的肢體會比較放鬆，現在他每次發作大概會持續幾小時。如果情況真的很糟，就會透過ＩＭ注射蘿拉西泮（Lorazepam），兩毫克。」

「ＩＭ？」

蕾貝卡指著自己的臀部，做出注射手勢，然後用嘴型說出intramuscular（肌肉注射）。她把眼光轉向休息室遠處的某個角落。

「我很擔心那兩個人。」

她望向兩個人，他們看起來無害，一直牽著手。

「為什麼？」我問。

「他們兩人看起來就像羅密歐與茱麗葉。他們是在住院時認識的，從此形影不離。有好幾次檢查人員發現他們一起洗澡。要特別注意他們。」

蕾貝卡開始收拾自己的東西。

「我想你就從這裡開始接手吧。如果發生什麼事再呼叫我。」

「等等，不行，你不能走。如果我們又發現他們一起洗澡，該怎麼辦？到時候我要怎麼做，如果──」

「你會想到辦法的，」她一邊走向病房大門、一邊大聲對我說。「如果不行，就呼叫資深住院醫師。」

「如果他們不回我呢？」

「你現在已經是醫生了！」

「不要自己一個人焦慮，」我喃喃自語，想著要如何在我值班時避免發生任何可怕的意外，安然度過今天的大夜班。

❖

我順利完成了三名新病人的住院手續，開始感覺已經找到自己的最佳狀態。後來我發現入院手續多半是書面工作，包括填寫安全計畫（safety-plan）表格，我們必須寫明，如果病人描述說他覺得沒有安全感，我們會怎麼做；藥物調和（medication-reconciliation）表格則是為了確認我們有正確給藥。另外或許最重要的是自願要約（conditional-voluntary）表格，這份文件是由病人自願簽署，如果病人拒絕簽署，醫院仍會不顧他們的意願，強制他們住院三個工作天，或是直到法官做出裁定。換句話說，如果病人是在星期五傍晚入院，住院時間就會超過五天。

這三位病人已經在急診部待了一段時間（通常是待很久時間），在我為他們辦理住院手續，讓他們住進病房之後，他們全都鬆了一口氣。我發現辦理住院手續時，並不適合和病人談論他們的感受或小時候的生活，或是從事任何類似精神科治療的行為。雖然這麼做能夠避免病人出現自殺傾向或是預防精神病進一步惡化，卻會嚴重耗損病人的體力和情緒。他們三人只想盡快完成面談，然後上床睡覺。

我完成最後的書面工作之後，決定待在大夜班休息室，試著小睡一會。房間空間狹小，設備簡單，只有一張雙人床、一台電腦和電話，四面水泥牆漆了油漆，地板鋪了磁磚。我正打開燈就收到第一通呼叫，之後呼叫器更是一直響不停。

羅傑需要注射蘿拉西泮。一位新入院的病人忘了服用抗精神病藥物喹硫平（quetiapine）。有幾名病人無法入睡，要求提供各種藥物。但是這些問題全都必須延後處理，因為金潔自言自語的音量大得離譜。當時已經凌晨三點，她喊得非常大聲，我在走道另一頭都聽得到，護理師面不改色地要求我回到住院病房，看看能做什麼。

我到的時候，就看到金潔暴躁地在休息室裡來回踱步，可憐的羅傑以某種極為怪異的姿勢，一語不發地坐在他的大茶几前，他手臂扭曲，擺放在耳朵上方的後腦上，似乎沒有察覺周遭已陷入混亂。

「王八蛋！另一件事！是另一件事！你這個不要臉的傢伙，不要臉。是另一個人。惡魔的基督。」

我檢查了日間醫療團隊之前為金潔填寫的交班紀錄，他們會在這份文件上清楚寫明各項指示，說明每位病人情緒激動、或是出現類似問題時，該如何治療。金潔已經接受過所有PNR藥物治療，PNR的原文是西班牙文pro re nata，大意是「根據需要」進行藥物治療。我必須想辦法緩和眼前的局面，或是採取病人厭惡的治療方法：也就是依照日間醫療團隊的建議給藥。

「金潔，」我走進病房時語氣鎮定地說，「我是史登醫生，是今晚值班的精神科醫生。」

她瞬間停止大聲吼叫，快步走向我。感覺她就快要撲到我身上，我本能地繃緊神經。結果她在與相距我三英尺遠的適當距離停下腳步。正因為我們兩人相隔一段距離，我知道她無意挑釁。她只是感到害怕。

「你可以幫我嗎？」

「我希望可以。我們到感官室聊一聊究竟發生了什麼事好嗎？」

我帶著她穿越走道，走進專門用來緩和病人情緒的房間，房內四周牆面貼滿了樹林圖案的壁紙。

我示意她坐在距離房門口最遠的沙發上，我自己則坐在靠近門口的椅子。新生訓練時老師教導我們，永遠要比病人更接近出口，好保護自己。但是在某些情況下，這可能是最糟糕的位置，因為很可能會讓有妄想症的病人感覺自己被困住。不過，當時我認為金潔並沒有出現任何妄想症狀，她只是情緒低落。

「金潔，現在已經很晚了。什麼事情讓你睡不著？」

「是另一件事，另一件事，」她反覆說著，聲音非常小聲，像是在跟我說悄悄話一樣。

「另一件事？」

「另一件事。」

「告訴我出了什麼問題。」

金潔繼續說著，但我聽不太懂。她談到小時候的住家、她的父母、還有一位叫凡德普斯特女士的老師。她望向身體兩邊，提到藥物治療情況，還有照顧她的其他醫生。我一直無法插上話；一切發生得太快了。然後金潔突然起身，我再次全身緊繃，以為她要攻擊我，但是並沒有。她緩慢走到牆上的鏡子前。她看著左手腕的醫院識別手環，然後手指向鏡中倒影。接著她又盯著她長袍上的圖案，然後手指著鏡中倒影。她低下頭，讓我看她右邊的頭髮，然後再一次手指著鏡中倒影。

「這些惡魔，」她沮喪地說，「一個又一個的惡魔。他們每次都拿走好東西，然後把它變成壞東西。」我不太確定自己判斷得對不對，但是我懷疑，這與長期困擾她、導致她精神錯亂的思考流程有關，有一部分的金潔確實注意到鏡中影像與真實影像正好左右相反，而她的病某種程度上使她認為這一切都是惡魔的傑作。

我說出了腦海裡浮現的唯一想法。

「金潔，你在這裡很安全。」

我知道自己的力量抵不過惡魔，但我有個想法。這個想法源自於潛藏在我大腦深處的十二歲記憶。以前我頭髮習慣左分，有一次我在理髮店看到有人正在剪頭髮，那個人選擇右分。當時我就對我媽說，如果我頭髮右分，不知道看起來是什麼樣子。她說就是我在鏡中看到的模樣，但是她接著說，我的頭髮左分比較好看。當時她並沒有多想，就直接對我說出她心裡的想法，我才發現，原來我這輩子在鏡子裡看到的我，和我在真實世界四處遊走時呈現的模樣，竟然是左右相反。我懷疑，過去數十年金潔是否也有過類似體驗，只是她的感受更為強烈。

「你在這裡等一下，」我告訴她，然後腳步堅定地走出房間。到了走道之後，我立刻跑去護理站，急切地問是否有人有化妝鏡。有位護理師從手提包裡拿出化妝鏡，我趕緊把它拿去給金潔。

她依舊站在牆上的鏡子前，一動也不動。我在她腦後打開化妝鏡。

「從這個鏡子裡，看看你自己的倒影，」我說。

她的眼神在牆上鏡子和化妝鏡倒影之間來回游移，痛苦的表情逐漸消失。

「你在這裡很安全，」我重複對她說。

她有些不好意思地笑了。

「安全了，」她說。

我帶著金潔走回她的病房，她二話不說立刻上床睡覺。

當我回到休息室，護理師已經為羅傑注射完蘿拉西泮。他坐在自己的大茶几前，邊吃著香蕉、邊喝著柳橙汁，把報紙攤在面前，就像是慵懶的星期日早晨。他的肢體已不再僵硬。

「嗨，醫生，這裡的柳橙汁很好喝！」他說。

「很高興你喜歡，羅傑。」

我走出休息室和住院病房，從眼前所見的唯一一扇窗戶望出去。太陽正要升起。

❖

大衛：嗨

我：嗨

我：今天這裡很閒。好兄弟，有啥新鮮事？

大衛：我這裡也是。

我：我要從明天早上八點一直工作到星期天早上八點，住院病房有非常多空床，所以可能要處理一堆住院手續。

大衛：真是好日子

我：下星期開始加入神經醫學會診，連續兩個月。星期三還要在精神科值大夜。

大衛：我真的很討厭寫感謝信

大衛：大概沒有其他事情能讓我這麼焦慮

我：或許你結婚前會想到要寫感謝信

❖

我：喲

大衛：嘿

大衛：我正在上固定夜班（night float）〔4〕

我：我也在待命，固定夜班的工作時間是什麼時候？

大衛：還有一個星期

大衛：晚上八點到早上七點（大概是這樣），一個星期六天

大衛：噓……不過到現在為止，零住院、零代碼。我碰到我爸辦公室的一位合夥人。他拿一張心電圖問我一些問題，然後和我討論心律調節器，他很喜歡教別人

大衛：這樣挺好

我：下次我碰到他，會問他非典型抗精神病藥物方面的問題

大衛：一定要的

我：明天我要二十四小時待命，不過住院病房應該已經滿床（現在有兩張空床），所以就看急診部會有多忙

我：真希望值班室有電視

我：現在ESPN正在播紐約大都會的比賽

大衛：我這裡有電視……但是沒有ESPN

大衛：太糟了

我：我可以去精神科住院病房的電視間看，但是可能會很驚險。

大衛：我真的很想拉一位怪醫豪斯〔5〕一起待在病房裡看比賽……但是我擔心這樣做不知道會怎麼樣，也不確定病房裡有沒有ESPN

大衛：這一季紐約大都會球隊真的讓人非常非常非常失望

❖

大衛：可以告訴我什麼是輕躁症（hypomania）嗎？

我：什麼意思

大衛：有人說我有輕躁症，我想聽聽你的高見。

我：我不知道有什麼高……就學術觀點來說，有輕躁症的人其實個性活潑有趣、生產力高，不太需要睡眠，總是心情愉快，也可以說是太興奮。但噩夢是，幾乎會轉變成狂躁症。

4 譯註：在美國醫院採行夜班制度，也就是有一組住院醫師專門值夜班，工作時間大約是晚上六、七點到隔天早上八點左右（每家醫院情況稍有不同），每次值班為期兩個星期，另外有一組住院醫師負責白班工作。至於傳統輪班制度，住院醫師除了正常的白班之外，還要輪流值夜班，容易出現超時工作情形。

5 譯註：美國電視劇《怪醫豪斯》的主角人物，個性特立獨行、時常不按牌理出牌，說話尖酸刻薄，有些反社會傾向，但是醫術高明、救人無數。

大衛：看來我拿它也沒辦法

❖

大衛：我希望紐約大都會能夠在剩下的賽季稱霸

大衛：他們的平均打擊率必須恢復到三成以上

我：我不抱任何希望。

我：哎呀，有人呼叫我。晚點再聊。

4 第一次領薪派對 First Paycheck Party

在全球各地，住院醫師的身分本身就是個矛盾。我們在二十多歲時進入醫學院就讀，還沒完成訓練，就必須承受不合理的重擔，決定病人的生死。多數同學在成為住院醫師之前，沒有任何全職工作經驗。頭兩週結束後，我們領到人生第一份薪水，意義重大。住院醫師第一次領薪水是非常值得驕傲的事，所以有個不成文規定，由住院醫師出錢，在醫院附近的墨西哥餐廳舉辦「第一次領薪派對」。

我們十五個人一起慶祝。我們班的成員非常多元，包括已婚和單身、來自城市或鄉間，家世背景各異。女性人數是男性兩倍，這在精神醫學課堂上很常見。當時同學相處得還不是那麼自在，不過舉辦第一次領薪派對的目的，就是為了增進彼此感情。我們共同相處四年之後，就會成為一個大家庭，但是直到那天晚上之前，多數人都感覺，我們就像經過一場尋根之旅，確認彼此只是遠房表親：**恭喜大家，你們再也甩不掉這些陌生人！希望你們會喜歡他們！**

當我抵達墨西哥餐廳，發現只有幾個人聚集在一張小型高腳桌前。我到的時候，米蘭達正好拿著兩杯酒從吧台走過來。

「嘿，」我跟她打招呼，語氣可能有些太過熱情，「你和朋友一起？」

我看著她面前的兩杯酒。

「喔，嗨！不是，這些都是我的。」

我立刻喜歡上米蘭達。她態度非常友善，充滿智慧與好奇心，她的長島口音更是讓我倍感親切。

「我感覺，我們會在這吧台花光大部分薪水，」我從吧台走回來時說道，口袋裡的錢已經少了九美元。

「還有更糟的方法，」她回說。

這時候瑞秋也到了餐廳，一起加入我們。

「我很討厭這樣，」她說，「閒聊是最糟的。」

「噢，我愛死了！」

由此可見，米蘭達和瑞秋的個性根本南轅北轍，這是第一個證據，未來還會發現更多；看來這兩人不太可能和平相處，但不知道是什麼原因，她們竟然能合作無間。

「好吧，聽著，你這個交際花，」瑞秋語氣嚴厲地說，「不如我們做個交易。我不想被怪咖搭訕，所以我希望你們當中有人一直待在這。」

我點頭同意，還刻意討好說，幸好在瑞秋眼中我不是怪咖。

「第二，」她繼續說道，「今天晚上我們不能有任何人在這裡親熱。」

米蘭達和我順從地點頭，雖然瑞秋已經這麼說了，但是我的大腦不禁開始想像各種可能性：她說的是我和米蘭達，或是我和她，又或是她們兩人？

❖

當我們喝到第三杯，已經能應付自如地四處攀談。我們三人離開原來的高腳桌，和黛娜、班以及剛到的艾琳聊了一會兒。艾琳和她帥到人神共憤的先生鮑比（Bobby）一起出現，不過鮑比只待了五分鐘就離開了。

他離開時，我注意到有幾位參加派對的女性一直盯著他看。雖然我滿腔妒火，但還是表現得很有禮貌，和艾琳聊天。

「鮑比是做什麼的？」我問，瑞秋和米蘭達在一旁專心聽著。

「我們是在高中認識的，」艾琳回說，「大學畢業後我們就結婚了。讀研究所的時候，他家人幫了他很多，去年他取得應用數學博士學位。但現在我們搬到這裡，我想他一定很想念他的家人。他沒辦法和其他人長時間聊天。」

她告訴我們，他們兩人已經協議好，根據艾琳的住院醫師訓練課程媒合結果，決定未來四年要在哪兒生活，之後再按照他個人意願和生涯規劃，決定兩人的下一步。對於兩位擁有高度專業學識的學者來說，這種妥協方式很合理，但也就表示，現在鮑比被迫困在一個他不喜歡的城市裡，必須想辦法找到低於他學歷資格的工作，好讓自己有事可做。

「他看起來很不開心，我們才剛搬來這裡幾個星期。我不知道要怎麼熬過未來四年。」

我有些心神不寧地坐著，聽艾琳坦白說出她先生的不快樂。後來在受訓期間，我漸漸學會如何面對別人的痛苦，避免自己情緒緊繃，但是當天晚上我還沒有這種能力。接著米蘭達插話，試圖轉移話題。

「昨晚我不得不打電話請教一個有趣的問題，」她突然冒出這句話。

我用眼神懇求她繼續說下去。

「住院病房有位女病人因為妄想型思覺失調症住院。」

「你覺得我們應該在公開場合討論這個話題嗎？」艾琳問道。

我開始覺得，艾琳可能比我們其他人都還要保守。

「當然，這只是同儕指導，」瑞秋笑著說，催促米蘭達繼續說下去。

「所以我接到護理師的呼叫：某某病人需要你私下檢查。我當時心想，好吧，無論如何，就去檢查吧。於是我帶她去檢查室，然後她告訴我說，她覺得自己身上長出了陰莖。」

「你可以打電話給《新英格蘭期刊》，」我說。

「我說不可能，但是她說，不管怎樣能不能幫她看一下。我心想，好吧，既然病人擔心，我總不能不檢查，對吧？我得看一下。於是我檢查了病人的私處，是沒有長出陰莖，但確實長了**某個東西**。」

「呃，這可不是我選擇精神醫學的原因，」瑞秋說。

「別這樣，」艾琳說，「要對病人有同理心！她的幻想和肉體正好產生了有趣的交集。那麼那時候你怎麼做？」

「嗯，我想我真的碰到麻煩了。有可能是什麼？陰道囊腫？誰知道。所以我呼叫婦科醫生，請教他們的意見。」

「呼叫時你說了什麼？」我問。

「當然是排除陰莖的可能。後來問題也解決了。他們過來會診，我就不需要去擔心陰莖不斷長大的問題。」

「我想我會覺得自己大概是醫學中心史上最愚蠢、最沒用的醫生，」我說，「**我**會那樣覺得。但是你不應該這樣想。」

「哎，我覺得很沒面子。那天晚上我們部門的名聲一定受到了影響。」

「婦科醫生怎麼說？」

「她人很好，真的。雖然她很努力跟我解釋小型陰道腫塊的各種診斷情況，但我一直試著有禮貌地結束交談。」

「你該不會是為了研究那個問題，所以主修精神醫學吧？」瑞秋開玩笑說。

「有時候陰道就只是陰道，」我模仿佛洛伊德的口吻說。

「不要在酒吧引用佛洛伊德的話，」瑞秋警告道。

「沒關係，」米蘭達說，「就我所知，佛洛伊德只對男性生殖器感興趣。」

所有人陷入一陣沉默。

「我很想知道那個病人後來怎麼樣了。」艾琳終於開口說道。

只要是在醫院，我們每個人都很難離開工作。

「各位，今晚別再談工作了，我們再喝一杯吧，」瑞秋提出建議。

❖

接下來的派對氣氛輕鬆歡樂。我開始覺得，或許我能和這群人一起度過未來四年。當我離開餐廳回家睡覺時，真希望瑞秋當場表明「不能有任何人親熱」只是指導原則、不是規定。

5 神祕的日間醫療團隊 The Mythical Day Team

在住院中心輪值大夜班，必須完成兩大目標：維持病人生命，盡可能不要更動日間醫療團隊的治療方案。通宵值班的新手住院醫師，是團隊不可或缺的重要成員，但是我們的工作幾乎不會被看見。關於如何有效治療、擬定出院規畫等問題，我們所有人，包括實習醫師在內，能做的其實相當有限。住院醫師值班時，如果沒有犯下重大錯誤，病人名單也沒有任何變動，就會被認為表現優異。從這個角度來看，這份工作其實不難應付，只是非常耗費體力。每個病人都有一份交班紀錄，傳說中的**日間醫療團隊**會透過文字和口頭方式，與輪值大夜班的住院醫師溝通。日間醫療團隊的人員編制相當完整，包含一名住院醫師、一名社工、一名主治醫師，以及一名護理師。但是輪值大夜班的住院醫師必須單打獨鬥，只有一位在急診部替病人看診的資深住院醫師可提供支援，相較之下，日間醫療團隊的人力非常充足。在加入日間醫療團隊之前，我一直認為這個團隊就像某種無所不知的自然力量，他們知道如何在三到七天住院期間，有效治療病人最嚴重的症狀，例如自殺傾向和精神病。晚上值班時，常有病人跑來找我，希望我能回答他們的問題，但我總是一再對病人說：「你要和日間醫療團隊討論。」回答問題時我並沒有告訴病人，我隱約知道一件事：日間醫療團隊知道他們在做什麼，但是我不知道。

在第一年受訓期間，我終於有機會加入日間醫療團隊輪班時，這才逐漸明白，之前我想像的腦部治療規畫和照護協調安排，完全不切實際。日間醫療團隊只是盡他們所能，而且通常是在極度混亂的情況下匆忙做出決定。他們的首要目標，是穩定病情並做好準備，好讓病人日後能夠安全、順利地出院返家。按照定義，只有在病人對自己和他人造成危險時，才符合入住禁閉病房的住院照護標準。麻州法律規定，必須是病人自願住院或是填寫第十二節（Section 12）表格。精神科醫療團隊可以填寫這份表格，強制病人住院三個工作天、穩定病情，三天之後病人可以（違反醫囑）自動出院；或是由醫療團隊向法院聲請監護宣告，強制病患繼續留院治療。不久之後我便知道，我和多數精神科醫師一樣，不希望違反病人意願強制治療他們；我們會尋求其他方法，盡可能避免這種情況發生。但有時候不得不承認，病人確實有自殘或是傷害他人的立即性危險，若真是如此，我們就必須做我們該做的事，不論這過程有多麼令人不舒服，我們都必須強迫病人接受治療。但是住院病人常會指控精神科醫師強迫他們住院是別有居心。這種指控深深刺傷了我的心，因為我最不想做的，就是剝奪一個人的自由。

在我們加入日間醫療團隊的第一天，由住院病房首席主治醫師宋醫師帶領艾琳和我參觀（我們兩人一起實習）。

「歡迎，我的朋友，」他說，「我知道現在看起來不太像，但是未來你們一定會感覺南四大樓就像自己的家。你們會在這裡學習精神醫學、認識人性。」

大家都知道，宋醫師雖然個性有些古怪，但是心地非常善良。早上查房時，他幾乎是等到準點時才出現，下半身時常穿著暴露的單車短褲。但是開會時，他會一直盯著正在發言的人看，像是看穿他們的靈魂。他擁有過人的能力，理解每個人的想法，甚至、或說特別是那些無法和周遭人互動的病人。

「病人是人，我們也是。以人的方式對待病人，就已經成功了一半。真正重要的是，我們是不是抱持同理心聽病人說話，而不是一直去想，要不要使用奧氮平（olanzapine）、理思必妥（risperidone）等藥物治療幻覺。啊，說到抱持同理心傾聽：這位是克莉絲塔（Crystal），她是我們團隊的社工。她是全宇宙最優秀的傾聽達人。沒有她，住院病房就無法運作。」

「沒錯，」克莉絲塔說，「但是我很喜歡聽你這麼說，宋。」

克莉絲塔和宋醫生共事多年，彼此合作無間，完全不需要開口就能理解對方。

克莉絲塔帶著我們走到大型白板前，讓我們看看白板上的病患名單。歷經大夜班訓練，現在我們已經很熟悉這份名單。

「我們必須確認，你們每個人都能接觸到不同病人，嗯……」

她開始用麥克筆在白板上潦草寫下筆記。

「艾琳和亞當負責這五個和這五個病人。你們兩個自己決定要負責哪一組，」她說，「第一組是早上十點開始查房，第二組是早上十一點半開始。」

我聽從艾琳建議，選擇了其中一組，裡面有幾個病人是我已經認識的，包括金潔（患有鏡子精神疾患）、羅傑（肢體僵直）、珍（厭食症）、保羅（也就是住院病房那對情侶檔中的羅密歐）。另外有一名剛住院的病人黛博拉，她因為急性躁症（acute mania）發作，晚上被送進醫院。

我們在住院病房的某間會議室集合，然後開始查房，第一位病人是保羅。他看起來糟透了，狀態明顯比前幾天還要嚴重，頭髮油膩、雙肩下垂。當他坐下來之後，我發現他襯衫上有些汙點。看來他的病情嚴重惡化。

「該你上場了，史登醫生，」宋醫師說。

「保羅，」我開口說，「今天感覺如何？」

他一語不發地坐著，雙眼盯著磁磚地板。我等了三秒鐘，然後看著宋醫師請求協助。他比出數字七的手勢，告訴我要等待七秒鐘，再提出下一個問題。我感覺等待時間無比漫長。

「保羅，我擔心——」

「她走了，」他語氣平淡地說，「你知道，當你整個人生變得麻木，然後又變得清醒，是什麼感覺嗎？」

我搖頭。

「感覺像是新生，但這次感覺像是死亡。」

「你女朋友離開了？」

他點頭。

「出院？」

「出國。她和她繼父回去瑞典。沒有她，我的人生也失去了目的。」

我望向宋醫師，請求指引。在醫學院我從沒有學過如何面對失去摯愛。

我們一語不發地坐著，持續了七秒鐘，我還是不知道要說什麼，宋醫師好心地替我解圍。

「保羅，愛是一種強大的力量，你會強烈感受到失落，這是可以理解的。」他說。

保羅開始點頭，甚至抬頭看著宋醫師。

「你還是有自殺的念頭嗎？」

他點頭。

「那麼你必須和我們一起繼續留在這裡，我希望你能做到。每天早上七點起床，然後在休息室待一個小時。和休息室裡的每個人聊天，即使你不想要這麼做，特別是如果你不想要這麼做。和他們聊天，好好吃一頓早餐。接近中午的時候，至少參加一次職能治療師帶領的活動團體。我們會檢查你的進步程度。明白？」

他點頭，向宋醫師道謝，然後離開會議室。

我有些懷疑地看著他，直到他消失在走道上。

「吃早餐，每天參加一次職能治療團體？」我問。「史登醫生，你相信抗憂鬱藥物會對他有效嗎？」

「嗯，不相信。」

「我也不相信。這個年輕人的自我破碎。因為不完整，所以需要另一個人讓自己感覺完整。如果那個人被帶走，他就會有自殺的衝動，他住院之前就是這樣。」和某個人交往，才能讓自己感覺完整。一旦這些關係斷裂，他的自我就會變得更破碎，這是必然結果。

「所以我們要怎麼幫他？」

「時間，史登醫生。讓他繼續住院，給他時間，體會絕望感受，這樣才能讓他的自我變得完整，日後才有可能和其他人建立更穩固的關係。我們無法治療這個人的自我認同危機，但是我們可以撐住他，直到他找到自己的立足點。」

我還來不及高興，羅傑就已經走進會議室。我第一天晚上值班的時候，曾親眼目睹他的四肢出現蠟曲現象，但現在他行動正常、能夠表達感情、甚至變成了很有魅力的傢伙，實在讓人刮目相看。我簡直不敢相信，只要用對藥物治療，原本像雕像一樣四肢僵直的病人，就能迅速恢復正常、行動自如。經過簡單的檢查，我們所有人都認為他已經有長足進步，之後只需要回診就好。金潔也是一樣，自從我們一起度過第一個晚上，她也進步不少，自言自語的情況愈來愈少見，也不再出現情緒過度激動的情形。會面結束時，她身體前傾，拿出一直帶在身上的小化妝鏡給我看。

「謝謝你，」她輕聲地說。

下一位進來的病人是珍。她今年二十一歲，憑藉著聰明才智和努力苦讀，順利進入哈佛就讀，卻被厭食症徹底擊垮。她只讀了一學期，因為體重過輕，指導教授懷疑她生病了。她在門診治療了一年，她父母出於善意時常威脅她，但她還是吃得太少，無法維持健康體重。她逐漸變得消瘦。六星期前住院時，她已經停經，臉頰開始長出柔軟的金色毛髮。她正在接受飲食障礙治療，醫院會嚴格計算卡路里，每天幫她量體重，但不會讓她看到或知道體重是多少。法官裁定她必須繼續接受強制治療，但是住院之後她仍拒絕進食。現在珍的體重只有七十八磅（約三十五公斤），非常危險，幾乎到了需要插餵食管的地步，這是非常可怕的經驗，特別是對於一個不願進食的人來說。

我很討厭違反病人意願，如果她不想進食，我也不希望強行插入餵食管，即使長期來說這麼做對她有好處。違反個人意願進行治療，似乎和我心目中的醫生形象抵觸。我是依據我父親在心臟科的日常工作情況，去想像醫生這個職業該有的樣貌。病人帶著問題來看病，尋求醫生幫助，醫生必須幫助他們解決問題。聽起來事情似乎很單純，但後來我才知道，真實世界的醫療經驗完全不是這樣，特別是精神醫學領域。

「你是新來的？」她看著我說道。

「我是新來的，」我說。

「我們是不是應該直接說重點？我可以告訴你該怎麼做，節省彼此的時間。」

「所以該怎麼做？」我態度誠懇地問。

「首先你要表現出同理心。你必須找到方法和我建立連結，對吧？接著你會努力想出一些簡單的方法，勸我依照醫生處方進食，對吧？然後你會發現，我並沒有依照醫生處方進食，所以你會感到很挫折。然後，或許我們兩人終於改變態度，第一次誠心對話，之後你會到其他地方輪訓，由新的男醫生或女醫生接手，所有事情又他媽的重來一遍。」

「你覺得我可以怎麼做，打破這個循環？」我笨拙地問。

「自殺？」她回答。

我們兩人默默地坐著，依照規定要等七秒鐘。

「我不可能知道答案，但是我希望我們可以一起想想該怎麼做。」

「叮，叮，叮！虛偽的同理心！我要走了。明天家庭會議見。」

當她離開時，我發現她大腿後方的皮膚有刮傷痕跡。

「飲食障礙不好治療，即使是最有經驗的精神科醫師，面對這種疾病也會變成卑微的僕人，」宋醫師說道，語氣聽起來有些哀傷。「明天去參加家庭會議，想辦法在她父母面前和她拉近關係。」

我點頭。

「下一個是黛博拉。五十四歲女性，之前因為躁鬱症住院十四次，某天晚上急性躁症發作住院。史登醫生，繫好安全帶了。」

6 躁症 Mania

這個人在房間內不停地來回踱步，精神亢奮：她情緒激動，眼神飄忽不定，整個人看起來焦躁不安、怒氣沖沖。我從來沒有見過這種場面。她沒辦法安靜地坐著，即使只是片刻。她的身體不斷搖晃，嘴巴努力跟上腦中不斷浮現的狂躁想法。

「這家醫院是用我名字命名的。這是黛博拉德賓森黛博拉鎮醫院，是為了紀念黛博拉家族成立的。我發明了醫院。你不是醫生。你是黛博拉家族的醫生。性感。性愛。你。」

她雙眼直視著我。

「你能坐下來嗎，黛博拉？」

「座位是靈魂的保護墊。靈魂引領我們獲得救贖。我想要被拯救。被拯毀。被摧毀。你呢？」

「我們在長木醫學園區的咖啡店外發現她時，她就是這個樣子，當時她正在向路人求歡，」克莉絲塔看著急診部紀錄說。「根據她前夫描述，她已經好幾天沒睡。正常的時候她是個律師，在市中心上班，專長是稅法。」

「我可能需要好的稅法律師，」宋醫師說，「好吧，史登醫生，你想怎麼做？」

「黛博拉，要不要坐下來和我們聊一聊？」

她依舊情緒暴躁地在房間內踱步。

「我們想開始用一些能幫助你穩定情緒的藥——」

原本黛博拉在房間內蹦蹦跳跳，但是後來她看到了大門，便像彈珠機器一樣，順勢衝到走道上。

「答案是睡眠，史登醫生，」宋醫師說，「對抗躁症的方法就只有睡眠，但是她睡不著。你想要怎麼做？」

「讓她服用喹硫平？」

「還有？」

「蘿拉西泮？」

「沒錯，長期呢？」

「或許是鋰齊寧（Lithium）？」

我知道鋰齊寧是幫助躁鬱症患者穩定情緒的主要用藥，但是看完這病人的紀錄之後，我完全拿不定主意，不知道下一步該怎麼做。

「或許是鋰齊寧？沒有這種回答。只能服用鋰齊寧。就這麼辦吧，史登醫生。」

正當我們準備一起離開會議室，大門發出咯吱聲打開了，露出大約八英吋的縫隙，接著黛博拉探頭進來。

「你長得真帥，」她對我說，然後一溜煙跑回走道上。

宋醫師將目光轉向我。

「你長得真帥？」他問。

「宋醫生，我聽到時也和你一樣驚訝。」

「不要因此得了大頭症。情愛妄想症（Erotomania）是躁鬱症常見的症狀。或許我們可以利用她這些說詞，評估病情是否改善。」

「那我是不是要每天請她給我的吸引力評分？」我問。

「史登醫生，我們要盡力避免發生法律糾紛。我們可以根據她的自發行為來判斷。」

❖

我和艾琳約好碰面，一起吃午餐。

「我以為自己抓到了訣竅，結果又搞砸了，」她說。

「發生了什麼事？」

「其實也沒什麼。只是當天最後一位病人問我，為什麼我認為她應該繼續好好生活，我當場愣住。如果是問我關於氯二氮平（chlordiazepoxide）的藥物代謝機制，我一定能對答如流，但是問我生命的意義這種問題，我完全不知道要怎麼回答。」

「情況肯定沒那麼糟。」

「病人確實是說很糟糕。她說，連你也不知道。就是那麼糟。」

「這工作讓我意想不到的地方是，我們會使用哪些措辭，」我回答，「這真的很有關係，更重要的是我們要怎麼運用。好比說，這個得了躁症的女病人說我長得很帥，我應該要謝謝她嗎？我不應該謝謝她嗎？」

「或許你應該去思考，為什麼她見到你就會跨越專業界線，」艾琳回答。

「你說得容易。那時候她非常激動，我沒辦法讓她待在房間內超過兩分鐘。」

「我和一個病人的互動經驗正好相反。她沒辦法起床。她說她只是沒有心情起床，因為她情緒低落，所以沒辦法起身，不能和我一起去會議室面談，我也不知道該怎麼辦。我的直覺想法是坐在她的床腳，就好比小孩不舒服的時候你也會這麼做，但我知道這是不對的。」

「那你怎麼做？」

「我離開病房去問宋醫生。」

「他怎麼說？」

「他說眼睛平視病人，這樣做很好。」

「什麼意思？所以你應該在病房裡放一張床，跟著躺下嗎？」我開玩笑說。

「我想他的意思是拉一張椅子坐下。所以後來我坐下來，和病患距離大約幾英尺。她的頭靠著枕頭，我們兩人就這樣聊了一會兒。」

「我們在醫學院沒學到的還真多，」我說。

這時候我的呼叫器響了。

病歷編號 062584 黛博拉要求和你談話。

我向艾琳說聲抱歉，然後轉身離開。我步行到走道，爬了三層樓，刷卡回到住院病房。黛博拉就站在門口的黑色漆線上等我，所有病人都不能跨越這條線，以預防他們逃走。

「怎麼了，黛博拉？你還好嗎？」

我看得出來，她仍舊充滿爆發的能量。

「你看起來超帥。我只是要讓你知道，你是我的醫生，你真的好帥。」

「我很高興你這麼說。我想說的是，我們現在是專業的治療關係，所以這樣說不太好。我很謝謝你的好意，但是我們要努力保持界線。」

她的表情就好像我拒絕了她的舞會邀請。她快步跑向走道，我感覺糟透了。

一個小時後，我經過護理站，收到了一封信。

「你有麻煩了，」護理師遞給我一張摺疊整齊的便條紙，像唱歌一樣說著。

親愛的史登醫生，我們真是天造地設的一對。我能理解你為什麼不能在公開場合跟著自己的感覺走。但是你要知道，我真的理解你的感受。未來有一天，這世界會明白，我們都是一樣的。你不是醫生，我不是病人。我們只是相愛的兩個人。我們需要的是愛。誠摯的，黛博拉。

我離開病房，直接走去宋醫師的辦公室。

「我該怎麼解決這個問題？請告訴我。」

「你已經成了她情愛妄想的對象，」他聳肩說。「開始用藥之後，這些情況就會消失。」

「在那之前呢？」

「你大概六點的時候回家，對吧？在那之前，想辦法讓她轉移焦點，我敢打賭，只要使用化學輔助療法讓她入睡，到了早上你的光環就會消失了，史登醫生，」他停頓了一下。「你沒**那麼**帥。」

我回到住院病房，當天下午其餘時間，我都避免和黛博拉眼神接觸。下午五點半左右，她在走道上看到我。

「你有收到我的信嗎?」

「收到了。看起來現在你很有感覺。我猜我們——」

「不過,關於之前我說的。你覺得我說得對嗎?你是不是和我一樣有相同的感受?我可以保密。」

「黛博拉,這樣不好,」我溫和地說,「你是我的病人。我們要把心思放在你的治療上,盡快讓你感覺好過一點——」

「噢,那我了解了,好吧。」

這一次,她的表情就像是我告訴她,我殺了她心愛的狗狗。她沿著走道回到病房,我則回到住院醫師值班室,填寫看診紀錄。

我看著時鐘的指針緩慢朝著下午六點靠近。我發誓,有時候我真的看到指針倒著走。當指針指向五點五十八分,我頭頂上方的廣播喇叭發出呼叫。

「藍色代碼〔6〕,南四大樓二十三號房。重複,藍色代碼,南四大樓二十三號房。所有團隊成員請回答。」

艾琳和我趕緊跑出辦公室,急忙穿越迴廊,迅速衝到主要走道。二十三號病房外人群騷動。我踏入病房時,看到門口掛著黛博拉的名牌。我轉頭看到她躺在地板上,脖子上繞著床單,嘴唇已經發紫。

「噢，天啊，」我說，同時間急救小組衝進病房，趕忙評估她的狀況。我臉色發白，身體緊貼著大門，看著他們急救。

「她的橈動脈還有脈搏！還有呼吸，」組長鬆開她脖子上的床單，大聲宣布。黛博拉的身體靠著床底，努力想要開口說話。

「醫生。我想要看醫生。」她氣喘吁吁地說道。急救小組組長靠近她。

「我是霍爾茲辛格醫生（Dr. Holzinger）。」

「不是你！」她冷笑地說，眼睛在病房內四處搜尋，終於看到站在門邊的我。「史登醫生！」我有些不好意思地走向她。

「嗨，黛博拉。你還好嗎？」

「我現在很好。」

「黛博拉，我們會讓你待在隔離病房一段時間，確定你沒有問題。你這次嚇到我了，你知道的。我希望你不要再這樣做。」

「那你會待在我身邊嗎？」她眼眶泛淚地問。

6 譯註：醫院會使用不同顏色代碼，來表示不同緊急救援情況。例如：藍色代碼代表有成人患者需要緊急心肺復甦或進行搶救。

「暫時。我會待在門外等到你睡著。」

「你也好有愛心，太好了，」她說。

看她的眼神，我確定藥物已經開始發揮作用。當我們走到隔離病房，她的躁症症狀已經減緩。接下來她會持續睡上十五個小時，等到她清醒，我又會變回她的醫生。

❖

照顧南四大樓的病人就像身處火災風暴裡。撲滅某一區火勢之後，換另一區失火。我們這些新手需要空間和時間紓解壓力，消化經歷的一切。根據我們的訓練課程安排，每星期三只需要在臨床現場工作半天，剩下半天時間是參加講座和感受課。我們所有人會在樓下會議室集合，這時候每個人早已筋疲力盡，卻又感覺鬆了一口氣。這是每星期唯一可以放鬆警惕的時候。照顧病人時，永遠有處理不完的騷動事件和混亂局面，還要面對許多不確定性；但是歷經二十年求學經驗，我們多數人都發現，上課學習早已成了一種習慣。

我們的第一堂課，真正介紹了成為精神科醫生的意義是什麼，授課教授是蕾丁醫生。課堂上討論的主題包括精神病理學（psychopathology，也就是分析心理疾病的方法）和鑑識科學（forensics，針對法律案件提供精神鑑定報告）。此外還討論了我們如何在沒有取得病人同意下強制治療病人，這是精神醫學領域最令我無法接受的部分。違反病人意願，強迫他們住院治療，剝奪他們的權利，這一點真的讓我覺得很痛苦。但是，如果病人主動威脅說要自殺，或是因為精神疾患導致生活無法自理，例如無法進食、穿衣或是自己生活，就必須接受強制治療。

「為了病人好，有時候你必須當壞人，」蕾丁結論道。

「我討厭當壞人，」我低聲說。

「喔，我很樂意，」瑞秋漫不經心地說。

下一堂課的教授比較年輕，才剛加入教學團隊。湯尼・斯特蘭德醫生（Dr. Tony Strand，既是醫師也是科學家）前陣子剛離開麻州總醫院（Mass General Hospital），這家醫院位在波士頓另一端，與哈佛齊名。斯特蘭德雖然資歷顯赫，卻是這裡最接地氣的老師，更是學生的好榜樣。一開始他就告訴我們，他的工作是盡可能以非侵入性方式，灌輸精神藥理學知識給我們，讓我們可以繼續「在幕後盡力管理好這地方」。

實際聽到有人理解我們所有人的真實感受，清楚知道我們沒日沒夜的為醫院背負重擔，真的覺得太好了。

「現代精神藥理學的情況簡單得可憐，」他繼續說道，「關於臨床上的大部分工作——也就是透過藥物改善病情這種必要且重要的工作——最好的情況是，醫生根據他記得的幾個病例，知道某些治療方法有效、有些無效；而最壞的狀況則是，不論你是否遵照藥品仿單的指示給藥，或是依據標示外使用原則（off-label use）〔7〕，都只是牽強附會，因為你找不到證據支持。

有時候醫生必須抓緊時間治療病人，卻找不到醫學文獻，在最新發展資料庫也找不到相關內容，**沒有任何文件**告訴你要怎麼做，即使在南四大樓，你們最喜歡、最有能力的導師，偶爾也會陷入這種困境。」

「如果連我們的導師都找不到有證據支持的治療方案，我們要怎樣做才能成為合格的精神科醫師？」艾琳問。

「這問題很有趣。時間久了，累積足夠經驗後，你們自然能找到答案，沒有任何捷徑。不過我在這裡的工作就是教導你們要抱持懷疑態度，你才會知道自己什麼時候是在軌道上、什麼時候偏離軌道。你們必須培養這項技能，這比學習治療特定疾病時要使用多少劑量和滴定方案還要重要。」

我們每個人眼神熱切、專注地看著他，滿心期待地等著上第一堂課。當時我們還不明白，但是每個人都很想知道，老師是不是在呼攏我們。

「好了，我們開始上課吧。」

7 譯註：醫師使用藥品時，並未完全遵照藥品仿單的指示與說明，而是根據學理、相關文獻、治療經驗等做出決定。

7 燈泡必須想要被換掉 The Lightbulb Has to Want to Be Changed

那星期結束時，黛博拉已接受三次情緒穩定劑藥物治療，恢復正常。

「我覺得很丟臉，」她邊對我說、邊打包個人物品。

「病人康復後都會有這種感覺，這很正常。」

「我整個人失控。最後一次發作時我告訴自己，以後絕不會再發生這種事，但是——」

「這是一種病，黛博拉。不論你感覺如何或是做了什麼，它就是會發生。」

「但是我讓情況失控。剛開始發作時，我感覺很開心，我說的是輕躁症發作。我感覺自己終於恢復正常。我的心是自由的，我開始有了能量和動機去做事。這很難形容，但是那種感覺真的很棒，然後事情就失控了。」

當下我再度覺得自己是個騙子，因為我不知道透過適當的精神醫學介入措施，能不能讓她好過一點，例如告訴她這不是她的錯；或是給她空間，讓她好好消化內心的罪惡感與羞愧感。我的眼角餘光瞄到時鐘：中午十二點半。法院審理就要開始了，我快遲到了。

「抱歉，黛博拉，我得走了。我為你感到驕傲，我相信未來很長一段時間你會做得很好。」

「謝謝你幫忙，史登醫生。」

我面帶微笑離開病房，走去走道另一端。事實上「法院」是指位於走道盡頭的會議室。宋醫師說我可以去旁聽珍的聽證會。會議室內有一張長桌，四周擺放了幾張椅子，桌面上放了一些文件夾。法官坐在其中一側，珍和她的律師以及宋醫師和我並排坐在另一側，珍的律師是一名四十多歲的女性，喜歡咬文嚼字。

「我們直接開始吧。今天我們在這裡是要討論住院病人珍．威斯特的強制治療延續申請。原本的命令將在明天下午五點到期。我知道宋醫師是威斯特小姐的主治醫師，今天他是以專家證人的身分出席。宋醫師，請你說明最新的臨床診斷。」

「沒問題，法官大人。正如你看到的，威斯特小姐進步緩慢、幅度有限，因為她一直拒絕吃營養餐。她的身體質量指數依舊偏低，我擔心如果沒有持續密集治療，病人會因為營養不良造成不可挽回的身體傷害。」

「威斯特小姐的律師有話要說嗎？」

「法官大人，我的當事人已經住院七個星期。就如同圖表顯示的，她有定期參加團體和個人治療，也遵守藥物治療方案，沒有一次例外。在護理人員眼中，她是模範病人，我想所有人都會同意，她已經給這家治療中心一次機會。這次她的體重確實沒有依照預期目標增加，但這是有原因的。第一，就如同宋醫生的醫療紀錄，她的病情有一部分是因為吃飯已經變得儀式化，但這些儀式無法在這樣的環境下進行。第二，威斯特小姐提到，她不愛吃這裡的食物，如果回家或回到學校，她就有更多機會增加體重。這和第三點有關。威斯特小姐如果繼續住院，就會遠離學校、朋友和家人，但這些支持力量能夠幫助她重新建立學術地位，恢復生病前的正常生活。基於以上原因，威斯特小姐要求否決這項動議，然後出院。」

「宋醫師，依照既定標準，如果有自殘或是傷害他人的立即性危險，就必須由法院裁定繼續住院治療，你可以說明一下病人的情況嗎？」

「珍沒有透露自殺或是殺人的想法或意圖，但是我擔心，以她現在的體重，她的身體無法負荷。」

「但是會有立即性危險嗎？」

「我不敢說。」

我感覺我們已經輸了，雖然我們並非命運被決定的一方。

法官長嘆一口氣，把眼鏡放在桌上。

「威斯特小姐，我還是很擔心你。但是我必須嚴格遵守我的法定管轄權限，這次你並不符合強制治療標準。我並不是輕率做出這個決定的，我希望你未來能積極接受飲食障礙專科門診治療。明白嗎？」

「我明白，法官大人。謝謝你。」

法官宣布休會之後，珍和我四目交接，彷彿要確認我知道她贏了。贏了什麼？我很懷疑。如果她不肯讓步，不願接受必要的幫助，她就會死。若真是如此，我會感到心痛。但是她似乎不了解，其實我們的立場是一致的。

「跟我來吧，」我們離開會議室時宋醫師對我說。

我離開住院病房，走去他的辦公室。裡面裝潢樸素，陳設簡單，辦公桌中央放著一碗薄荷糖。

「吃顆糖？」他舉起碗對我說。

「不了，謝謝。」

「覺得失望？」他問。

我點頭。「她會死，」我說。

「或許吧。或許不是今天。」

「你感到無能為力的時候，不會覺得很氣嗎？」

「無能為力？連續七個星期，我們提供她治療、藥物和適當的治療環境。這七個星期我們供餐給她，但是她拒絕。燈泡必須想要被換掉，亞當。」

「啊？」

「噢，你沒聽過那句話？很好。這麼說好了。更換一顆燈泡，需要多少精神科醫師？」

他等著我回答。

「多少？」最後我問說。

「只需要一個。但是燈泡自己必須想要被換掉，這就需要很長時間。」

8 這些很糟，但你不這麼做的話恐怕更糟

These Are Bad, but I Think You Can Do Worse

幾星期後，我第一次在南四大樓住院病房的輪訓即將結束之際，我治療的病人具備的一些症狀，也開始出現在我身上。我發現自己出現憂鬱和焦慮的初期徵兆。有時候我沒辦法好好吃完一餐。有時候我感覺茫然無助，覺得自己徹底孤立。雖然每天我必須近距離接觸很多人，但是這輩子我從沒有感覺這麼孤單過。有半天時間，我是病人的反射玻璃窗。這些病人正處於人生最黑暗的時刻，透過反射玻璃窗，他們的某些絕望情緒會反射回到自己身上，其餘的則穿透窗戶落在我身上。距離輪訓結束的日子愈來愈近，晚上我會搭地鐵回到幾乎家徒四壁的公寓，餵藍莓給馬古吃，我在念醫學院時領養了這隻棕白相間的天竺鼠，當時我和伊莉安娜還在一起。一開始，我遲疑是否要特意帶一隻齧齒動物回家飼養，但我後來發現，馬古是非常盡責的傾聽者，特別是如果我有餵藍莓給牠吃。和伊莉安娜分手之後，就由我撫養這個毛茸小圓球。我渴望建立連結，後來發現自己開始向天竺鼠傾訴。我甚至會在牠身邊研究病例，我清楚知道，《健康保險隱私及責任法案》（HIPAA）中關於個人隱私的法律條款

只適用於人類。我很沒有自信地向馬古報告我的決定和臨床治療方案，但是馬古似乎從不覺得受打擾，而且在某種程度上，牠能幫助我穩定情緒，對於我在白天工作時承受的痛苦，牠也能回應。

但是有時候我需要更多雙向互動。通常我會開始傳訊息或是寄電子郵件給伊莉安娜，但又在寄出之前全部刪除。我發現，她的溫暖以及我們在一起時自然而然產生的熟悉感強烈吸引我，就像毒藥一樣。我開始自問，為什麼我們會分手？是因為對於我倆來說，我們並非對的人？或者只是因為時機不對？我知道傳訊息給她很自私，因為每當我覺得孤單，最想要和她聯絡。但是有時候她會主動聯絡我，我也樂在其中。

嘿，她傳訊息來了。

我：嗨！

伊莉安娜：我可以快速和你說一件事嗎？

我：好啊。

伊莉安娜：我在聖誕樹頂放了一隻天竺鼠，而不是一顆星。

我：（微笑表情符號）

伊莉安娜：就是它。我的馬古天竺鼠。

我：挺好的。

我們透過電話聯繫時，會利用兩人對馬古的愛作為開場白。

「毛茸馬古還好嗎？」

「超級呆萌，」我說。「但是可憐的小可愛昨天和我的呼叫器一起在房間待了整整五個小時，呼叫器不斷嗶嗶響。我把呼叫器留在家裡，它響了一整天。我唯一想到的就是牠可憐的小耳朵。」我停頓了一會，「但其實很大，你知道的。」

「我猜牠覺得很興奮！但是牠柔軟的耳朵可能覺得不怎麼興奮。」

「沒錯。」我說。

「好了，我該去睡了。我只是想打電話聊聊毛茸茸的天竺鼠耳朵。」

「晚安，伊莉安娜。」

每次聊完之後我都心情愉快，但沒多久我的心就掉進兔子洞[8]，開始懷疑當初是不是應該申請紐約的住院醫師訓練課程就好。如果我在紐約，就能和家人與伊莉安娜住得很近，或許我會過著完全不一樣的生活，忙著參加各種社交活動，認識新朋友。這些想法讓我整個人陷入黑暗深淵。我必須刻意提醒自己，當時伊莉安娜和我都已經盡了全力，但最後還是選擇分手，而且我填寫志願表時將哈佛排在前面確實是有充分理由。長木醫學園區提供了非常多機會，未來我能夠成為一名精神科醫師、以及我希望成為的樣子。

可想而知，感受課成了我的另一個情緒出口。班上同學一起度過了前幾個月，漸漸理解精神醫學的訓練內容，所以這堂課愈來愈受到歡迎。尼娜運用「全然接納」(radical acceptance)原則帶領課堂討論，她知道我們所有人一定會不斷犯錯，但我們是一個團隊，應該幫助彼此度過難關。她總是抱持開放態度，我們也因此得到鼓勵，覺得不能只是做到誠實而已。幾乎每堂課一開始，我們就會相互比賽，看看上星期誰出包次數最多，但最後我們都能從彼此身上得到啟發。

米蘭達先開始。

「我真的覺得很尷尬。」

尼娜點頭，像是在說：別再道歉了，直接說吧。

「我和一個有妄想症的病人面談，他前一天剛住院。他很確定他母親在他家四處安裝了隱藏攝影機監視他。除此之外，這個人一切正常。」

「有沒有可能他母親真的在監視他？」艾琳問。

「我也懷疑，」米蘭達說，「但是我問了他太太，她說他母親已經八十五歲，而且中風之

8 譯註：Rabbit hole典故源自《愛麗絲夢遊仙境》，主角愛麗絲從兔子洞掉入了擬人化的異境世界，開啟奇妙旅程。因此，「兔子洞」的引伸意義為「一種複雜、奇異或未知的狀態和情景」。

後就一直住在安養中心。要嘛這是精心策劃的詭計，不然就是他自己的幻想。但是，嗯，他從沒有親眼看到。他只是完全相信她有這麼做。」

「我很想知道他是從什麼時候開始有妄想症的，」尼娜說，「如果正好是他母親中風的時候，就沒什麼好驚訝的。」

我們都期望自己能夠做出如此成熟的精神醫學診斷。

「我會去查清楚，」米蘭達回答，「還有，他是昨天住院的，我們第一次見面他就告訴我他不信任我，他認為我一定受到他母親影響。為什麼他會這麼想？因為他看到工作人員在住院病房安裝攝影機。當時主治醫師插話說：『先生，我向你保證，我們沒有在這裡安裝攝影機。』我們結束面談後一走出檢查室，我就看到門口有三個人站在梯子上安裝監控攝影機！病人厭惡的看著我，接著走回自己的病房。我真的很想死，完全沒臉見人。」

「至少你只是想死，」瑞秋說，「有個病人在走道上走過來跟我說，他們已經死了，問我可不可以幫忙找到他們的屍體。」

「天啊，」米蘭達說。

「這是科塔爾妄想症候群（Cotard's delusion）〔9〕，」尼娜大聲說，「不是那麼常見，但還是會發生。」

「你怎麼做？」米蘭達問。

「我不知道該怎麼做，所以我說：『好吧，聽起來真的很難。』然後盯著她幾秒鐘，等到下一個團體療程開始，我才終於解脫，不用繼續煩惱該怎麼做。」

「瑞秋，我喜歡你的回應方式，你有認真看待她的擔憂，正視她的沮喪。下一次見到她時，你可以試著問她，死亡是什麼感覺，然後花點時間聽她怎麼說。」

課程結束後，我開始害怕回家。家裡只有一隻天竺鼠能夠分擔我有些神經質、又缺乏自信的情緒負荷。

「嘿，瑞秋，這週末你有安排行程嗎？有想要做什麼嗎？」

「星期一就要開始在內科實習，我已經安排了一堆活動，努力認識新朋友。我很討厭認識人。」

「喔，好吧。米蘭達，你呢？」我問。

「和我家人一起。事實上，每年我們都會去一個很酷的地方，就當是在賓州和家人團聚——」

「艾琳呢？」

「我想叫鮑比帶我度過浪漫的週末假期。自從我們搬到這裡，他就非常可憐，我大多數

9 譯註：科塔爾妄想症候群是一種罕見疾病，病人雖然意識清醒，但是會以為自己死了或者部分身體已經腐爛。

時候都被工作綁住。這個週末我只想以他為優先，和他一起過。」

在我看來，她一直以他為優先，我只不過是她每天坐在一起幾小時的傢伙。誰知道？

看來我又只能和馬古聊天，消磨另一個週末。我打開手機上的約會應用程式，開始滑動頁面。

「那是什麼？」瑞秋問，「是約會網站嗎？」

「不是。」我騙說。

「才怪，明明就是。我要看你的簡介。」

「真的不是。」

「別這樣。」

「絕對不是。」

「好啦，我只是看到你打開應用程式，」她說，語氣有點不高興。「至少你可以跟我說說那些糟糕的約會經驗。」

「隨你怎麼說，瑞秋。」

❖

接下來幾個星期，我陸續和三個女孩第一次約會，每一次結果都感覺糟透了。第一個女孩正在接受按摩治療師訓練，臉蛋非常漂亮，但是一開始她就說她「不相信西醫」。我們之間明顯存在不可調和的差異。約會結束後，我立刻傳訊息給瑞秋。

「下一個！」她回說。

我傳訊息告訴她第二個女孩有吐痰習慣，而且每次說話不超過一個字。

「這些都很糟，」瑞秋回說，「但是我想，你不去約會更糟。」

我和瑞秋雖然互動不多，但是每次都很開心。至少她有興趣知道我的事，每次約會不順利，我就感覺整件事不過是個笑話，但是也只有瑞秋和我兩個人知道。

接著就發生了意料之外的事。

❖

我和艾希莉（Ashley）約好在波士頓公園旁、四季酒店大廳的酒吧會面。她還是大三學生，卻迫不及待想要畢業，進入現實世界，所以帶她去高檔地方似乎是正確選擇。我們碰面時，兩人都鬆了一口氣，因為我們外表看起來和自己在網站上呈現的樣貌差不多。接著我們點了十四美元的飲料，卻發現兩人座位距離太遠，我必須對她大聲喊叫，但又聽不到她的回答。我開始感到失望，心理上已經準備好傳簡訊息給瑞秋。這時候艾希莉提出了一個很棒的想法，讓我大感意外。

「我知道我們才剛到，但是這裡很難說話。你想要去外面走走嗎？」

我點頭。

我們走去波士頓公園，接著繼續走到公共花園。街上冷得要命，放眼望去只有我們兩個人，每當我暫停對著手掌心呼氣、避免凍傷，就覺得很浪漫。我的呼吸變得急促，我看著她，覺得有些不可思議。不論就學歷或個性來看，她都非常完美：我感覺她非常與眾不同，明顯比我聰明許多，性格迷人、態度親切。約會前聊天時，我知道她的家庭背景和我非常相似，只不過他們一家人都是洋基粉絲、而不是紐約大都會粉絲——不過就目前的情況，這一點可以原諒，雖然有人可能不同意。我看著她走路穿過公園，我發現自己不知道要如何做到完美。幸運的是，在這方面她倒是比我擅長，她開始問我問題。

「成為精神科醫師是什麼感覺？」她問。

「精神科住院醫師，」我澄清說，「覺得很超現實，真的。」

「怎麼說？」

「這麼說好了，你有一半的人生曾夢想實現這個理想。為了這個理想你全力投入，犧牲自己。但是當你真正做到之後，你的感受和之前的想像完全不一樣，你終於明白，事情絕不是你想像的那樣。」

「為什麼不是？」她問。

「因為在現實世界中，你是如假包換的醫生，精神科醫生；至於我死守十年的想法，全只是不切實際的幻想。」

「聽起來像是很失望。」

「不完全是。高興的時候是真的很高興，感覺我真的有幫助到某個人。只是並沒有我以為的那樣，時時刻刻都覺得開心。有很多無聊的工作——」

她不解地看著我。

「因為我是實習醫生，所以要處理一堆文件或是臨時交辦的瑣事，有一半時間我必須違背病人意願，強行治療他們或是把他們鎖在房內，但我一點也不想這樣做。還有一堆責任，有時候我覺得，一個人根本沒辦法承擔這麼多。」

我聽著自己不停抱怨工作，覺得我很可悲。

「很抱歉，」我說，「我不是故意要發牢騷。」

我低頭看著她，剛好對上她的眼睛。她的眼神看起來不是害怕或覺得無趣；她的眼神看起來相當專注。然後她閉上眼，身體靠向我。兩人的嘴唇輕輕碰觸了一下，我嚇呆了。接下來幾秒鐘我腦袋一片空白，然後她的身體退回原本位置，我們的眼神再度相遇，她大口呼氣，我可以看到她呼出的氣體逐漸成形，接著在冰冷的空氣中消失於無形。

「我覺得你不需要獨自承擔那些。」

我笑了。這是我想到唯一能做的事情。她牽起我戴著連指手套的手，兩人一起走過一片荒蕪的花園。

我：剛結束另一次約會回到家

我：感覺很不錯

瑞秋：和麻省理工學院的女學生？

瑞秋：還是專科護理師

我：沒錯，叫艾希莉，麻省理工學院的學生。那個專科護理師後來回電給我，說她忙翻了，想約下星期。

瑞秋：呸

我：回得好

我：她就是那種「優秀」到會把你逼瘋的人。我覺得我們之間沒有任何可能。

瑞秋：噢，我的老天

我：她的生活就是不斷出差，全心全意幫助非洲的愛滋病患，你知道她的愛好是什麼嗎？她喜歡跑步。

瑞秋：聽起來不妙

瑞秋：太理想主義

瑞秋：我要吐了

我：別吐，這樣沒禮貌

瑞秋：我本來就沒禮貌

瑞秋：所以正好

瑞秋：所以你會再約她還是——

我：我不知道。我想要再醞釀一段時間。我覺得和艾希莉相處的時候更自在。她看起來很不錯。這就是我想要告訴你的。

瑞秋：廢話

9 固定夜班 Night Float

我的新戀情來得太不是時候了。我正要開始上固定夜班，每次輪訓必須連續兩星期在晚上工作。固定夜班結束後，艾希莉就要開始放寒假。我記得，對大學生來說，冬天時能有一個月長假雖然極度無聊，卻可以好好休息、恢復精神，很難想像我竟然在這麼短時間內遠離大學生活，來到這家醫院。讀醫學院時，第一年課程結束後學校會放暑假，但這也是最後一個暑假，因為接下來三年不會有任何長假。住院醫師和其他工作一樣，也有休假時間，只不過限制比較多，因為在醫院必須隨時有人照顧病人。每個住院醫師都必須和其他同學密切協調休假時間，此外還要考量整體訓練課程的需求。

接下來兩星期，我和第二年住院醫師蕾貝卡，必須和醫院所有精神科病人一起過夜。我們每天晚上六點開始上班，然後馬不停蹄地工作到太陽升起，天亮時我們會開始準備口頭交班紀錄，移交給日間醫療團隊。理論上應該要在早上八點前完成，接著就可以回家，想辦法在大白天補眠，然後再重複相同流程。但是上固定夜班時一直有忙不完的工作。不久之後我就明白，要在八點前完成所有工作瑣事、詳細記錄複雜病例，根本是天方夜譚。有時候雖然一整晚平靜無事，還是要忙到隔天早上十點才能回到家沖澡，八小時後我又得趕回醫院，準備好再次接手日間醫療團隊的工作。把握時間、盡可能快速入眠，完全是不切實際的想法，我根本沒有時間參加社交活動。我只能在下一次值班前一晚，和艾希莉相約第二次見面，但是很快我就發現，我連擠出時間和艾希莉傳訊息都很困難，和她見面就更不可能了。更糟的是，我知道我恢復白天上班時，艾希莉就要開始休假，她會回去亞利桑那州老家，一直待到一月底。這段關係需要一些火花。但是該怎麼做？

第一個星期天晚上，我走進南四大樓，瑞秋正等著把交班紀錄移交給我。

「有多糟？」我問。

「樓上還好，但是樓下一團糟，」她指的是急診部綠區（Green Zone），需要接受精神科診斷的病人都會被安置在此區。「但我真正想知道的是，你昨晚的約會有多糟？」

「很好，又是一次很棒的約會，真的。」

「你確定？」

「是啊，我們聊得很開心。」

「打住，我沒興趣聽下去。」

我感覺體內血液開始衝向胸口和臉部，有時候我真的會被瑞秋氣死。進行治療性接觸

（therapeutic encounter）時，她總是條理清晰、鎮定自若、富有同理心，但是面對我的時候，常會不經意流露出輕蔑態度，每每讓我血壓飆高。

就在她逐一將每位病人的交班紀錄移交給我時，我的呼叫器響了三次，是來自綠區的蕾貝卡。

需要協助。交班紀錄移交完後請來樓下。

——蕾貝卡，下午五點五十五分。

嚴重。病情急速惡化。立即下樓。

——蕾，下午六點三分。

緊急呼救九一一。蕾，下午六點九分。

「嗯，我最好去一趟樓下。」

「祝你好運。你會需要的。」

在趕往急診部途中，我在大廳的咖啡店買了兩個可頌麵包和兩杯咖啡。然後我輸入五位數密碼，走進「碉堡」，精神科工作人員就藏身在這間沒有任何窗戶、靠近急診室的狹小房間裡上班。我發現蕾貝卡眼神茫然地盯著白板，上面列出等著看診的病人名字。

「要不要吃早餐？」我問。

「你跑去買咖啡？沒有時間喝咖啡了。你看這個，你看。」

有八個病人等著看診。

「我實在搞不懂，白天有住院醫師和主治醫師，整個晚上卻只有一位第二年住院醫師負責所有工作。」

「嗯，還有一位實習醫師，」我補充說。

她瞥了我一眼。

「對，還有你。好吧，我們最好分工一下。你負責這四個人，你得先跟我報告病人的情況才能讓他們出院。懂嗎？」

「好的。」

但是她早已拿著手寫板走出門外。我嘆了一口氣，喝了一口咖啡，抬頭看著蕾貝卡指派給我的四個病人的名字。

「搞什麼鬼？」我問。

這些人正是上個月我照顧過的病人。短短幾星期內，珍、保羅、金潔和黛博拉全都回到了急診部。

「不可能。」

「什麼不可能？」坐在房間另一邊的女生低頭盯著電腦問道。

「喔，沒事。我只是看到某些名字覺得很驚訝。」

我的眼神從白板轉移到坐在房間另一邊的女子。

「你一直坐在那？」

她點頭。

「你是誰？」

「我是南西，負責找病床。病人被送進醫院後，我就得在這家醫院或城市其他地方尋找病床。你會希望對我好一點，因為沒有我幫忙，你的病人就不能離開急診部。」

「謝謝你告訴我這些，南西。你需要可頌和咖啡嗎？」

「好啊，真的很謝謝你，」她邊說邊伸出手，眼睛依舊沒有離開電腦螢幕。「所以，什麼事不可能？」

「就是這次我所分配到的病患名單，他們，他們都是我在南四大樓照顧過的病人。」

「所以呢？」

「之前我讓他們出院的時候，他們的狀況都很不錯。我想我只是太驚訝了，沒想到他們又回來醫院。」

「孩子，他們會一直回來的。」

我咬了一口可頌，然後拿起在印表機旁找到的手寫板走出去。

名單上的第一位病人，正是前陣子獲得法官准許出院返家的珍，她就待在我從碉堡前往綠區途中的第一間病房。她和所有留在急診部的病人一樣，被關在玻璃滑門後的病房內，裡面空空蕩蕩，只有一張附輪病床。她的母親就坐在她旁邊，雙眼浮腫地盯著地板。

「珍，」我走進病房時喊了一聲。

我完全沒想到，她看起來竟然比出院時還要消瘦和虛弱。

「啊，太好了，是你。」

「是我。」

就在我們相互打量對方時，彼此的目光交會。

「今天是什麼原因來急診？」我問，但我完全知道答案是什麼。

「你是白痴嗎？還需要我重新說一遍？」

「我覺得讓我的病人告訴我發生了什麼事，這樣很好。」

「我不是你的病人，我只是來看你，因為你是這裡唯一的笨蛋。」

「好吧，珍。那就幫忙一個笨蛋解決問題，好嗎？在南四大樓，你曾告訴我該怎麼做，當時你說對了。那現在呢？」

「時間已經改變了。接下來內科和精神科會開始爭論我的病情是否夠穩定，可以住進精神科病房。內科會說我沒問題，可以住進南四大樓。精神科會說我的身體質量指數、心率和葡萄糖太低。」

「誰會贏？」

「當然是精神科。他們絕對不會接收在治療時會讓他們緊張的病人，我會讓其他人覺得緊張。」

「好吧，珍。謝謝你告訴我該怎麼做。我還需要知道哪些事嗎？」

這一次我和她母親對視，但她母親只是搖搖頭。

「你的鞋帶鬆了。」

我低頭往下看。這一次珍又說對了。我蹲下來綁鞋帶，然後抬頭看她。

「我會讓你休息一下，如果需要我幫忙，就告訴我一聲。」

「讓我休息一下？」

她很喜歡大聲說出毫無意義的話。

「你知道我的意思，」我說道，然後走出病房、關上玻璃滑門。

下一個是保羅，也就是之前住在南四大樓的那位羅密歐，他女朋友後來離開南四大樓，去了瑞典。當我走進保羅的房間，他告訴我他又有自殺傾向。我問他是否依舊覺得很傷心，他說是。

「當你在乎的人離開，真的很不好受，」我說。

「這次她沒有離開。」

「這次？」

「我有了新女友。嗯，應該是說之前。但是，她甩了我。」

保羅離開南四大樓之後，確實有努力振作，我開始在大腦搜尋《精神疾病診斷與統計手冊》（*Diagnostic and Statistical Manual*，簡寫為DSM）列出的人格障礙清單。他的症狀不符合邊緣型人格（borderline personality）或自戀型人格（narcissistic personality），但是有人認為，如果一個人反覆不斷地快速陷入熱戀，一旦感情破裂就出現自殺傾向，便可以斷定這個人有依賴型人格障礙（dependent personality）。

我詢問他的自殺計畫，他列出了七、八種了結自己生命的可能做法。看著這份清單，我知道保羅已經符合住院治療標準，或者至少不能讓他出院。之前蕾貝卡告訴過我，精神科急診和我們輪訓的其他單位很不一樣。

「關鍵是，每次對病人問診的結果只有兩種：你要讓病人住院？還是讓他出院？」蕾貝卡說。「你不能在急診部進行治療。你不能讓病人服用會明顯改變病情的藥物。你能做的就是決定要在哪裡進行下一階段治療。」

「那麼治療性接觸呢？同理傾聽呢？這些不會影響病情嗎？」我問。

「噢，沒錯。當然會。如果你有時間做的話，」她的回答沒有任何嘲諷或挖苦意味。

❖

下一個病人是黛博拉，她住在南四大樓時曾經躁症發作，但是她出院時狀況看起來很不錯。她的病房光線昏暗，玻璃窗前的窗簾整個拉上了。

「黛博拉？我是史登醫生。我可以進來嗎？」

我隱約聽到回應聲，於是探頭進去。她把臉埋在枕頭裡。我在她床邊坐下，等她主動和我說話，但是她一直沒有回應。

「黛博拉，我們可以聊聊嗎？」

她慢慢地轉頭看我。

「我不能這樣生活。我有在吃藥，但是這樣只會讓我每天變得更憂鬱。為什麼會發生這種事？」

她希望我能指點她，但是我能給的只有同理心。

「很遺憾這種事發生在你身上。這是疾病。」

「我應該要做什麼？」她絕望地問我。

「我們會照顧你，」我回答。

看完這三個病人之後，我還要為每個病人填寫一堆書面文件，不過我還是決定先去探望指派給我的最後一位病人，看診結束後再回到碉堡填寫紀錄。第四位病人是金潔，之前我曾利用化妝鏡幫助她穩定情緒。當我走進病房時突然想到，她身上所有個人物品，包括鏡子在內，都已經被保全人員沒收。她在房內來回踱步，不停地喃喃自語，我完全聽不懂她在說什麼。我沒有辦法讓她看著我，甚至打聲招呼。我走出病房四處打聽，終於找到一個化妝鏡。我將化妝鏡拿給她，她終於停止踱步，第一次抬頭看我。她伸出手，溫柔地從我手中拿走化妝鏡。她看著鏡裡的自己，我看到她臉部開始變得緊繃，嘴唇撇了一下。接著她直接把化妝鏡丟到磁磚地板上，鏡子瞬間破裂。她抬頭看我，表情扭曲，又開始來回踱步。

「很抱歉，你現在遇到了困難，」我邊說邊撿起破裂的鏡子。

我走出病房，告訴值班護理師，我必須立即讓她服用抗精神病藥物。

當我回到碉堡，蕾貝卡看起來比剛開始交班時更疲累。

「恐怕沒有人的狀況是好的，」我報告說。

「寫好紀錄，然後繼續工作，」她回答。「四個新來的會診醫生已經到了。」

10 受控的混亂 Controlled Chaos

和蕾貝卡一起工作的夜晚，我感覺自己的情緒陷入某種受控的混亂狀態。總有忙不完的工作，但得要謹慎處理。每次值班時必定會手忙腳亂，但還是要仔細聆聽每個病人說話。時間永遠不夠用。即便睡著了，夢中的我似乎總是在與時間賽跑。潛意識世界發生的故事沒有完結，而且逐步滲透進夜間工作時的詭異時空。

可想而知，我想要和艾希莉繼續走下去的希望最終破滅。我們的時間完全搭不上，清醒時我總有做不完的工作。我開始在上班途中和她傳簡訊，但如果我沒有在對的時間和她聯絡，結果就是連續好幾天兩人只能斷斷續續聊天。到後來我告訴她我實在忙不過來，可以的話，等到兩星期的固定夜班結束後，我再和她聯絡。

就在上固定夜班的第十四個晚上，我遇到碧翠絲。當時蕾貝卡收到呼叫，我看她的眼神，當下感覺：如果由她來回，她大概會像中子星一樣爆炸。

「我來回吧，」我自告奮勇地說。

「沒關係，我可以。是碧翠絲從家裡發出緊急呼叫。」

「病人可以這樣？」

「當然可以。他們只需要打電話給醫院的工作人員，要求精神科住院醫師回他們電話。明年你就會跟她很熟。」

「什麼意思？」

「你還沒聽說過碧翠絲這個病人？」

蕾貝卡的表情瞬間發亮。

「沒有。」

「我知道了。那不如這次你來回。」

我撥了電話號碼，一位聲音聽起來像是上了年紀的女性接了電話。

「哈囉，請問是哪位？」

「噢，嗨，我是……嗯，史登醫生。我是今晚值班的精神科住院醫師——」

「感謝上帝，你終於回我電話。」

「今天晚上我可以怎麼幫你？」

「哎，我睡不著。」

「好。睡不著的時候，通常你會做什麼？」

「喔，B醫生會給我開助眠藥，但是我已經吃了。所以現在我該怎麼辦？」

「我調出你的病歷表，上面寫他給你開了五毫克的佐沛眠（zolpidem）。你什麼時候吃的？」

「晚上十一點。」

「太太，這樣——嗯，現在只過了五分鐘。」

「是啊。」

「通常要超過五分鐘，這些藥物才會發生作用。你要不要等二、三十分鐘，再試試看是不是睡得著？如果到了十一點半左右還是睡不著，再吃第二顆。」

「謝謝你，醫生，你人真好。」

「沒事，這是我的榮幸。晚安，助你一夜好眠。」

我掛掉電話，聳聳肩看著蕾貝卡。

「也沒那麼糟嘛。我感覺她是個可愛的老人。」

蕾貝卡忍不住哈哈大笑，這反而讓我覺得有些不安。

十一點三十五分。我們接到另一通呼叫。

「你看，史登醫生，是找你的！」

我又回電給碧翠絲。

「你好啊。」

「噢，謝天謝地。史登醫生，我還是睡不著。」

「很遺憾聽到你這麼說。你有試著吃第二顆藥嗎？」

「啊，沒有。我記得你有說，但我要先跟你確認你說的是第二顆佐沛眠，不是其他藥，不然我不放心。」

「沒錯，我說的當然是——抱歉，碧翠絲。是的，你可以再吃一顆佐沛眠。我會留言給你的醫生，讓他知道或許可以調整你的劑量。」

「好的，謝謝你，史登醫生。上帝保佑你。」

我掛斷電話。

「她還沒吃第二顆，但是現在會吃，」我對蕾貝卡說。

「我確定事情總會結束，你不會再接到她的呼叫，」她語帶挖苦地說。

當天晚上我又和碧翠絲通了兩次電話。第二次是過了凌晨一點，我改用另一種方式回她。

「太太，什麼事這麼緊急？」我生氣地問說。

「喔，真的很緊急，幾年前，那時候——」

「很抱歉，碧翠絲。這個呼叫器只能在緊急時使用。可以告訴我，你的緊急情況是什麼嗎？」

「我睡不著。你沒注意到嗎？」

「這不是緊急情況。」

「對我來說是。」

「多常發生？」

「每天晚上。」

「那就是你每天晚上固定會發生的情形。」

「史登醫生，我不喜歡你的語氣。我覺得你變得不一樣了。」

「太太，麻煩發生緊急情況時再呼叫。晚安。」

我發現自己以一種盛氣凌人的姿態盯著電話機，接著整個人癱坐在椅子上。蕾貝卡把手放在我肩上。

「在我班上，我們都稱她是呼叫魔人。這是她的超能力。」

「這樣說有點刻薄。她不是故意的，對吧？」

「不重要，」她回說。

「我感覺很糟。我以為我會跟其他人不同，但她是對的。其實我沒有不一樣。」

「嗯，不過好消息是，明天你可以再試試看，接著是後天晚上，每次你上班時都可以試試看，直到你畢業為止。」

呼叫器又響了。

「別告訴我又是她。」

「不是，」她回說，「我們第一天晚上一起值班時，你見過這個病人。就是那個因為厭食症被送進內科部的病人。主要醫療團隊希望有人過去看看她。」

「什麼，現在？現在已經大半夜了。」

「都是在大半夜的時候啊。有什麼問題嗎？」

「我只是不希望今晚又挨罵。我沒辦法應付珍。」

「不要想著應付她，或許你可以試著站在她的立場。快去吧。」

我嘆了一口氣，離開碉堡、走出綠區，越過創傷區，走到急診部出口。然後搭電梯離開大廳、抵達天橋，前往醫院大樓另一區。我將額頭抵住玻璃窗，讓自己暫時喘口氣。四周異常安靜，從玻璃窗望出去可以俯瞰整座城市，我幾乎可以看到我住的公寓大樓，就隱藏在整片褐石建築物之中，我開始幻想，如果在入夜之後能夠躺在自己的床上，該有多好。一台閃著警示燈的救護車急駛到醫院樓下，我的幻想就此打住。我得去工作了。

我搭電梯到十一樓，也就是珍住院的樓層。我敲門走進病房，似乎嚇到了負責一對一照顧的看護，這名員工被要求坐在珍的床邊，因為珍有可能自行拔除餵食用的鼻胃管。自從上次我們在南四大樓碰面，我知道另一位法官同意執行鼻胃管灌食緊急命令，原因是如果她再不進食，就會立即有危險，可能會死於營養不良。但是珍還在反抗。

「嗨，」我平靜地說，「我可以坐一會嗎？」

「什麼時候我會得到我想要的？」她回嘴說。

我告訴負責看護的員工，她可以離開一段時間，我會暫時和珍待在一起，等她回來。

我拉了一張椅子坐下，幾乎和病床平行，我們兩人同時盯著牆上沒有畫面的電視機。我們就這樣安靜地坐了一、兩分鐘。一開始，沉默的氣氛讓人感覺有些不自在，但是到後來我們兩人都覺得很平靜。我們的呼吸平緩，身體一動也不動，情緒放鬆。最後珍打破沉默。

「是我要求他們打電話給你，你知道的。」

我搖頭。

「我需要和人說說話，你不像身邊多數人那麼糟。」

「你在想什麼？」我問。

她轉頭看著幾分鐘前我曾俯瞰過的城市景色，現在看起來更晴朗清澈了。

「你有過這樣的經驗嗎？看著窗外的景色，想著自己是不是也能過著跟這些人一樣的生活。有時候我會在很晚的時候醒來，開始想像我的朋友和同學，嗯，我說的是以前的同學，他們全躺在自己的床上睡著，做著小小的美夢。當他們隔天醒來，或許因此得到啟發去做某件事，或成為重要的人，或是達成某種成就。這樣不是很好嗎？能夠過著實現夢想的生活，能夠掌控自己是什麼樣的人、未來會變成什麼樣的人。」

「我曾經那樣想過，」我承認。

「你希望自己能控制哪些事情？」

我從沒想過這個問題。

「真是個好問題，」我回答。「我希望自己每次都能知道怎麼幫助病人。有時候我知道，但通常我不知道。」

「你是實習醫生，」她說，「你會變得更好。」

我在課堂上學到一種治療技巧：當對話轉移到精神科醫師身上，就要試著把話題再度轉回到病人身上，深入理解情緒背後的意義。

「你是不是有時候會感到失望，因為似乎沒有人能夠幫助你？」

她搖頭，眼眶開始泛淚。

「我覺得我應該要能幫助自己。我知道每個人在想什麼。吃就對了，但是我不行。我沒辦法持續。」

她停頓了一會兒。我實在不知道該說什麼，這再一次暴露我缺乏經驗。

「我不想死，」她語氣平靜地說。

當時我大腦想到的所有回答全都不合適。你會沒事的。我們會找到方法解決問題。一切都會好轉。在現實世界，如果珍是我朋友，我會抱抱她，但是精神科醫師不能這麼做。

我身體向前傾，和她四目交接。

「我知道，」我說。

我只能這樣說，但是在當時這樣已經足夠。我們一起安靜地坐了很長一段時間，終於我的呼叫器響了。

「去吧，沒關係。」她說。

我轉身背對著她，離開了病房，我直覺自己做錯了，但我還是離開了。

11 失眠與電擊 Insomnia and Electric Shocks

第一年兩星期的固定夜班總算結束了，但是只要一想到我再度回到現實世界，就感覺很不安。當我經歷了夜晚、每個夜晚、無數個夜晚發生的一切，我要如何回到正常生活？病人被送進醫院、接受評估、被安置、接受治療，然後出院。同樣流程不斷重複。有人因此好轉了嗎？我感覺自己就像站在布幕後方冷眼旁觀這一切，但真實情況超出了我原先預期。

我的睡眠週期被打亂，更難恢復正常生活了。白天時我強迫自己保持清醒，到了晚上卻無法闔眼入睡。某天晚上，我一直盯著天花板長達四小時，我決定打破這個循環。我必須逃離自己的臥室，因為我開始覺得這個房間就像一座牢房。我起床隨手抓起衣服穿上，然後走出公寓大門。

街道異常安靜。住院病房上鎖的大門內經常陷入混亂，所以有時候我完全忘記入夜後的波士頓竟然如此寂靜。我發現空曠的街道讓人覺得安心，我甚至感覺心跳變得緩和。我沿著聯邦大道（Commonwealth Avenue）步行，經過一棟又一棟褐石建築，我很好奇周遭入睡的人們都在做著什麼樣的夢。

接著我想到醫學中心的病人。他們都睡了嗎？還是他們也和我一樣，被黑夜折磨？我的腳步引導我走了一英里半回到醫院，我根本沒想過到了醫院之後要做什麼。我拿出識別證，上面的資料已經修改過，寫的部門不再是物理精神醫學。我進入不遠處的大樓，然後搭電梯上樓。就和許多住院病人一樣，當時我也不是很清楚，究竟是哪些事件驅使我來到醫院，但是我刷卡進入南四大樓之後，立即感覺鬆了一口氣。我穿著連帽衫，全身汗流浹背，但是檢查人員並沒有刻意避開我。

「亞當醫生。」

「嘿，雷格。」

我若無其事地經過他身邊，然後走進護理站，沒有人在意我出現在這。我抬頭看著白板，上面寫著病患名單，我找到金潔的名字。我從護理站探出頭來，看到她正在走道上來回遊走、不停地自言自語。但是比起之前在急診部，現在她看起來自在許多。我懷疑金潔住在南四大樓的時候，是不是比在世界上其他地方都還要放鬆。

我離開護理站，走去她不斷來回踱步的長形走道。當她經過時，我試圖和她眼神接觸，但是她的雙眼一直盯著面前的地板。我原本打算和她打招呼，卻又想到這樣可能會打擾到她、而不是在幫她，於是便忍住沒有開口。我決定不動聲色地默默離開，就和之前走進住院病房一樣。我搭上計程車回家，腦袋才剛碰到枕頭，便立刻呼呼大睡。

• • •

隔天，我回到南四大樓，開始白天上班的日子，宋醫師在走道上攔住我。

「來我的辦公室一趟，」他語氣嚴厲地說。

我跟著他離開住院病房，走去他的辦公室。

「來點薄荷糖？」

「不用，謝謝。」

「聽說昨晚你去了住院病房。」

他在等我回答，但是我整個人呆坐在椅子上。終於，還是被發現了。

「你晚上沒班，卻跑來住院病房。這種情況之前我也見過。這樣絕對不行，亞當。」

我微微點頭。

「你是去看某個病人嗎？」

「我在急診部有看過幾個病人，我想他們可能會被送進南四大樓。」

「你來這裡是想要幹什麼嗎？」

「這不是我深思熟慮過的計畫。」

「應該是因為本能。沒錯，」他說。「現在我要給你一個忠告和臨床指令，希望你能盡力遵守。」

「好的。」我有些遲疑地回答。

「你待在這裡時，必須努力工作，為你的病人做你該做的事。我知道你確實做到了，所以這一點並不難。但是一旦你離開這裡，我猜你的心思還是無法離開這裡的工作。它會一直跟著你。所以我要你從現在開始，在牆壁外和牆壁內的生活之間建立一道屏障。懂嗎？」

「我也這麼認為。」

「如果你無法完全區隔這兩個世界，你會過勞，但是你沒有過勞的本錢。不論是現在和未來，我們都需要你。」

我再一次點頭。

「不要在半夜三點進醫院，史登醫生。」

「了解。」

「一起去查房吧。如果你願意，就由你負責金潔和黛博拉。」

「太好了。」

「如果我們調整查房行程，或許你今早可以觀看黛博拉第一次接受電痙攣治療的情形。」

「她要接受電痙攣治療？今天？」

一想到電擊療法我就覺得害怕，但事實上我從沒有親眼見過。

「之前我跟她提過好幾次，但是一般人對這個療法的負面聯想太根深柢固。不過這一次她同意試試看。」

「為什麼是現在？」

「不知道，但是她說，特別是為了家人，她願意試試看。我想對她和對你來說，有機會觀看治療過程非常好。我們現在就走吧。」

❖

輪到黛博拉接受電痙攣治療時，我陪她一起在住院病房門口等待。黛博拉表情冷淡地盯著磁磚地板。上一次躁症發作時，她整個人被暴躁的情緒吞噬，如今這一切已成回憶，一旦這股情緒能量被抽離，就只剩下巨大空虛。人們常誤以為憂鬱是某種深沉的悲痛情緒，但更多時候病人形容他們完全失去了感覺，這點讓他們無法忍受。當天早上稍早的時候，黛博拉曾告訴我，她感覺整個人變得麻木。

傳送人員推著輪椅來到住院病房，但黛博拉說她不需要。

「親愛的，這是送你回病房時要用的，」站在我們後面三英尺遠的雷格說。

這段話讓人有不祥預感，心裡開始害怕接受電痙攣治療。當電流通過我的大腦，會發生什麼事？

傳送人員跟著我們沿著走道步行，接著搭電梯前往樓下的電痙攣治療室。她刷卡開門，然後告訴我們治療結束後，她會過來接黛博拉。

我們走進房間，內部裝潢相當簡單，鋪著仿木紋地板，擺放了幾張治療椅，彼此之間用布簾隔開。一名護理師面帶微笑地護送黛博拉進洗手間清空膀胱，避免治療時不由自主的排尿。梅西醫生（Dr. Macy）對著我自我介紹。他看起來和我病人的年紀差不多，腦袋兩側和後側的頭髮已經灰白。那天他繫了一條亮色領帶，身穿格紋西裝。我以為他會穿手術服。

他問我是不是第一次到電痙攣治療室觀看。

「是，這是第一次。我不知道接下來會發生什麼事。」

「嗯，不要抱太大期望，以為會有什麼好看的。整個過程大概幾分鐘就結束了，非常無聊。這點我很清楚，我已經做了大概三十年。」

「哇，你是怎麼進入這行的？」

「大概是在八〇年代。那時候我還是相當資淺的教授，部門主任只是告訴我：嘿，我們需要你去那裡幫忙。結果三十年後我還在這。那時候對待年輕人的方式和現在很不一樣。現在每個人都會自己**選擇**未來的生涯方向。你知道自己未來想在精神醫學領域做什麼嗎？」

我一點概念也沒有，但我不想讓自己看起來毫無目標，所以我說未來考慮專攻兒童和青少年精神醫學。

「嗯，」他停頓了一會，接著又說，「我跟你解釋一下。電痙攣治療應用大概已經有八十年，但我們還是不知道它究竟為什麼有效。這種治療方式是偶然間被發現的，精神科許多治療方法都是如此。有非常多理論試圖解釋這種療法為何有效，多數理論借用了神經新生（neurogenesis）、大腦可塑性（brain plasticity），以及加速整體神經傳遞物質釋放（neurotransmitter release）概念。如果要我說實話，這種療法還在發展中。我們不知道這種療法究竟是**如何**發揮作用，但是我們**確實**知道它**真的**有效。百分之七十到八十有情緒障礙症（mood disorder）的病人，例如憂鬱症，接受治療之後效果非常好，效用大概是多數抗憂鬱藥物或療法的兩倍。」

「哇，那你認為為什麼沒有更多病人願意接受這種治療呢？」我問。

他嘆了一口氣。

「唉，電痙攣治療一直被汙名化。說真的，這是精神醫學自找的。別忘了，我們工作的這個領域做過前額葉切除術（frontal lobotomies）。《飛越杜鵑窩》（*One Flew Over the Cuckoo's Nest*）〔10〕對我們並沒有任何幫助。但是就像我說的，電痙攣治療過程非常無聊。麻醉師會幫助病人入睡，對病人投藥，防止他們抽搐。接著我們就開始治療。痙攣時間不到一分鐘，接下來就是

10 譯註：《飛越杜鵑窩》是肯．克西（Ken Kesey）創作的小說，描述主角藍道．麥墨菲為了逃避監獄的強制勞動裝瘋賣傻，被送進精神病院的故事，該書對於精神病院有諸多批評和質疑。一九七五年被改編成電影，由傑克．尼克遜（Jack Nicholson）主演。

恢復期。這時候病人沒有知覺。你看坐在那邊的雷納多。」

我轉向坐在第二區的病人，他已經完成電痙攣治療，正漫不經心地滑手機。

「他有意識到任何事情嗎？還是完全沒有意識？」

「可能是無意識的。這種療法通常會使病人暫時無法形成新記憶，但是這種現象最終會消失。每個病人的情況不同。這也就是為什麼，今天我們會特別為你的病人找出她的發作閾值（seizure threshold）〔11〕，之後再根據情況逐漸增加強度。跟我說一下黛博拉的情況。」

「喔，好的，她是個中年婦女，有躁鬱症。最近躁症發作。自從我們惹她不高興，她就情緒崩潰。」

「是，這些我都知道。他們被送來這裡之前都會先進行會診。我的意思是，告訴我關於她個人的事。有任何家人嗎？日常生活中有哪些壓力？」

我感到很羞愧，我這才發現自己並沒有深入了解她這個人。

「她很自責自己生病了，」我回說，試圖轉移話題。

「除了診斷病情，還要了解病人的生活，這是整個治療過程中最重要的部分，」他說，同時望向房間四周。

沒想到，替麻醉病人治療的醫生，竟然提醒我了解病人生活很重要，不過梅西醫生似乎知道自己在做什麼；我也已經學會，當有人告訴我他們認為重要的事情，我應該要專心傾聽。

黛博拉走到布簾前，電痙攣治療護理師帶她到第三區。她有些遲疑地坐下，面無表情。

「嗨，黛博拉，我是梅西醫生，是負責執行電痙攣療程的醫生。」

她微微點頭。

「病人第一次接受治療前通常會緊張，這很正常，因為他們不知道情況會變得怎樣。我來告訴你接下來會發生什麼事。首先，這是我們的麻醉師同事，打聲招呼吧，馬克——」

麻醉師面帶微笑地揮手，他正在準備安裝靜脈導管需要的器材。

「那是馬克，如果不是最優秀，也是我們醫院頂尖的麻醉師。他會透過靜脈注射方式注射麻醉劑和藥物，幫助你放鬆，當我們準備好時，你已經睡著了。美索比妥（methohexital）能夠幫助你入睡，琥珀膽鹼（succinylcholine）能防止治療時肌肉抽搐。這些都是我們平時會使用的藥物，效果很好，也很安全。到目前為止，你有任何問題嗎？」

她搖頭。

「然後史登醫生和我會安裝電痙攣治療裝置，我們準備好的時候，你已經睡著了，我們會利用電流刺激，從其中一個電擊貼片到另一個電擊貼片。」

他拿起兩個電痙攣治療電極。

11 譯註：閾值類似門檻的意思，也就是最小刺激強度。治療時，電流刺激強度必須高於病人的發作閾值，才會引發痙攣。

「你的大腦內部會短暫出現痙攣，但是大腦外部不會有任何動靜。只有你的雙腳會來回擺動，因為我們會套上血壓袖帶，避免藥物流向腳部。這樣我們就可以觀察痙攣發作會持續多久。這台裝置會提供我們數據，讓我們知道大腦內的情況，這對我們很有幫助。通常痙攣發作持續不到一分鐘，接下來十到二十分鐘你就會逐漸恢復清醒。大約四十五分鐘後，你就能起床，回到南四大樓。有任何問題嗎？」

她再度搖頭。

「好的，我們會好好照顧你，」麻醉師邊說邊將臉轉向機器。

「很高興你在這，」黛博拉開口對我說。

我用微笑回報她。

「嘿，我要問你一件事。我覺得有點不好意思，以前都沒有問過你。誰是你生命中真正重要的人？」我問。

一開始她似乎有些驚訝。

「嗯，我的雙胞胎兒子，今年十四歲了。不過現在他們和爸爸住在一起。我們去年離婚，他取得主要監護權。我想他們不喜歡我得了躁鬱症，但是當你真正度過那段經歷，就會明白在這世上你能控制的少之又少。我想，有時候歧視就是我們存在這世上必須付出的代價。」

她開始哽咽，不再說話。

我感覺很糟，我發現，她住在南四大樓的時候，我雖然治療過她，卻從來不知道她有小孩。我開始懷疑，這個工作是否逐漸消磨掉我的某些人性。

「你覺得這個治療對我有幫助嗎？」她問。

「我相信是的。我真的這麼認為。」

「我們準備好了！」馬克大喊。

「好了，待會見，」我對黛博拉說。

「喔，太好了。到時候見。」

她看起來鬆了一口氣。

馬克毫不費力地完成靜脈注射，然後開始注射鎮靜藥物。不到幾分鐘黛博拉就已經入睡，接著輪到我們開始治療。

「交給你了，史登醫生，」梅西宣布。「記住，我們會逐步增加刺激強度，所以我們可能要多試幾次，才能適當引發痙攣發作。」

護理師固定好電擊貼片，電擊裝置的綠燈亮起，顯示已經成功連線。

「傳送刺激，」我笨拙地說。

當你要把電流傳送到某個人大腦內，你應該說什麼？

裝置發出聲響，持續兩秒後停止。什麼事也沒發生。

「有作用嗎？」我問。

梅西搖頭，他向我示意已經套上血壓袖帶的右腳。

「有作用的話，右腳會擺動。增加到三點五秒。」

「傳送刺激。」

電擊裝置發出聲響，持續時間稍長一些。這次黛博拉的身體一度緊繃，隨後又開始放鬆。但是右腳沒有擺動。

「再一次，增加到五秒。」

我再一次調整電擊裝置上的旋鈕。

「傳送刺激。」

第三次電擊之後，她的身體先是緊繃、然後放鬆，一開始什麼事也沒發生，我的心開始下沉。但是又過了一秒，我看到她的右腳開始有節奏地抽動，我大大地鬆了一口氣。發作持續了二十五秒，梅西向我展示電擊裝置印出來的初步腦電圖，表示肯定。

「幹得好，醫生，」他說。

我回頭看黛博拉，她依舊沒有恢復意識，整個人看起來非常平靜，我很好奇在這些表象之下，她的真實感受是什麼。或許她真的覺得解脫了。

12 日常醫學 Bread-and-Butter Medicine

我們的工作班表主要是輪值大夜班，然後在不同臨床現場連續兩星期上固定夜班，班上有同學陸續出現週期性憂鬱。總會有某些人的班表比較輕鬆，只需要在白天工作；另外有些人不是在值班、就是剛結束值班回家休息，或是連續好幾天上固定夜班。我們看著班上同學陷入週期性憂鬱，一段時間之後又毫髮無傷地走出憂鬱。我們已經成了關係緊密的團隊，眼看著朋友連續兩週上固定夜班，身體和情緒逐漸惡化，心裡也覺得很不好受。你時常會看到同學眼袋愈來愈明顯，頭髮凌亂、鬍子沒刮。在班上，如果有人沒來上課，我們也會體貼地心照不宣——想必是上星期他們全心投入工作，睡眠週期還沒有恢復正常。之前我根本不期望會有誰產生這種難以言喻的革命情感。住院醫師訓練課程必須確保醫療照護不會中斷，但同時得避免住院醫師長時間值班、睡眠遭到剝奪等不人道情況發生。從病人住院到出院期間，我們盡心盡力治療他們，也在過程中學到不少寶貴教訓，但同時我們也付出了代價。住院醫師由於缺乏適當休息，導致心力交瘁、憂鬱煩悶，如果他們無法偶爾得到主管理解和病人肯定，一直沒有獲得正向回饋，精神上就會受到打擊。即使值班時間有限制、離開醫院的休息時間加長，許多住院醫師還是覺得，很難兼顧工作表現和精神士氣。

固定夜班結束後，我終於再度回到這個世界，可以在夜晚入睡。我決定傳訊息聯絡艾希莉。她雖然有回應，但感覺有些距離。嗯，她確實和我有些距離，畢竟她在亞利桑那州，但是她的回應沒有我預期的熱情。我腦中立即浮現一個想法，我決定接下來幾天不要主動傳訊息給她，測試她到底對我多有好感。這種祕密測試讓我覺得，自己就像個遭受重大挫敗的青少年。另一個更成熟的大腦告訴我，應該拿起電話打給她，但是網路約會似乎讓我陷入了青少年心態。過了一天，我沒有收到她的任何訊息。我開始變得神經質，想像各種可能的最壞情境。她遇到了另一個人。她確定自己不喜歡醫生。她確定自己不喜歡我。

到了第二天，我跟瑞秋和米蘭達約喝咖啡，我和她們聊到我的不安全感。

「一天不回不算什麼，」米蘭達鼓勵說。

「我們已經是第二天，」我說。

「一天或兩天，不管。不論你和女大學生約會是為了什麼，你就是個怪咖，」瑞秋說。

「她個性很成熟。」

「所以這是她喜歡你的原因？」她笑著回嘴。

我感覺被打敗，喝了一口咖啡。

「跨年夜你們要做什麼？」我問。

「我要去芝加哥找我弟弟，」米蘭達說。

「我和劍橋的內科朋友有約，」瑞秋含糊帶過。

「我沒有約。你們可以讓我知道最後你們會在哪、讓我加入嗎？」我問。

我想不到有什麼事比一個人度過跨年夜還要悲慘，我找不到任何人和我共度跨年夜。

「好啊，但我不知道那天晚上會怎麼樣，」瑞秋回說，「我們可能會去任何地方。」

她的回答讓我感覺她不希望我在場。雖然覺得受傷，但是我告訴自己，不要把我的不安全感投射到她的話語上。等到跨年夜當天，距離我傳簡訊給艾希莉已經過了好幾天，我急需立即找到能夠讓自己快樂的事情。自從我開始進行祕密測試，她就再也沒有傳簡訊給我。我決定在傍晚時傳簡訊給她，轉移自己的注意力。

還好嗎？

沒有回應。

有任何新進展嗎？

一小時後她回覆了。

不確定，之後再回你。

到了晚上十點，我感覺自己一無是處。我翻開通訊錄，打給那些我覺得和我交情還不錯的朋友，但是他們要嘛人在紐約，要不就是已婚、有小孩，或是和瑞秋一樣，直接忽略我的簡訊。我整個人癱坐在沙發裡，雙眼盯著牆壁。我不敢相信，接受住院醫師訓練六個月後，跨年夜當天我還是找不到人和我來一場真正的約會。我的願望非常簡單。我甚至不期望在午夜時和某個人接吻。我只是不希望自己感覺如此孤單，我很生氣瑞秋竟然拋棄我，雖然我知道她從沒有說要讓我加入，一起度過美好的夜晚。

我傳簡訊給人在亞利桑那州的艾希莉。

跨年夜快樂！

為什麼這個驚嘆號看起來很假掰？我想不明白。看起來就像一個年幼孩童表現出的幼稚熱情。我是不是應該用兩個驚嘆號？不，那樣就太多了。用句號？但是在簡訊裡使用句號太突兀了。我確定，傳簡訊不會有任何用處。我應該打電話給她。但如果她正在和朋友，或者更糟的，她正和一個男人約會呢？新年沒有任何計畫，讓我感覺自己未免太可憐了，我想就此從世上消失，再也不要出現。

我看著時鐘指針逐漸逼近午夜十二點，但瑞秋一直沒有傳簡訊給我。

十一點四十五分，我走到公寓樓下，在附近找到一間酒吧。我點了一杯飲料，一個人默默地喝著，身後大螢幕正播放著水晶球降落的畫面。我看著螢幕，四周的情侶們熱情接吻慶祝新年到來。我喝完飲料，走路回家，感覺自己是地球上最大輸家。不只沒有任何計畫，更糟的是午夜十二點前十五分鐘，我獨自外出，只是為了在隔天告訴任何有興趣知道的人，我並沒有窩在家裡。

就在我上床睡覺時，收到了艾希莉傳來的簡訊。

新年快樂，朋友！

朋友這兩個字就像是為棺材釘上最後一根釘子。〔12〕我真想爬進棺材，再也不要出來。

隔天瑞秋告訴我，內科朋友後來去參加內科派對，她覺得邀請某人到另一個人家裡參

12 譯註：the nail in the coffin，為棺材釘上最後一根釘子，等於是宣告大勢已去、無法挽回，引伸意義為「最後致命的一擊」。

加派對會讓她很不自在。我很想知道，午夜時她是否有親吻任何人，但是我沒有問她。

「你和內科的朋友非常要好？」我問。

「是啊，有時候改變一下，和精神科以外的醫生聊天也很好，」她回說。「有時候他們甚至和一般人一樣，會聊一些正常的日常話題。」

「我們也會啊，」我抗議說。

「不像你以為的那麼多。等你到了內科就會明白。」

不久之後我就要去內科輪訓，事實上我已經開始想像生活會變得不一樣。一想到自己要假扮成內科醫生，我就覺得非常害怕，所有精神科住院醫師在第一年都會有這樣的感受，但我已經等不及開始新的人生篇章，希望徹底擺脫在精神科工作時，揮之不去的孤單感。

我後悔沒能看到黛博拉在電痙攣治療輔助下如願康復。我沒能看到珍的病情如何獲得控制，但也許這是最好的安排。我不確定自己能否眼睜睜看著她逐漸變得虛弱。我無力阻止這一切，無法承受那樣的傷痛。就讀醫學院時，我只看到這個領域的光明面。輪訓期間短暫，我沒有機會看到病人的病情長時間獲得改善或惡化。那時我從未體驗過在第一年住院醫師受訓期間經歷的無力感。

我被分派到某家社區醫院接受內科住院醫師訓練，地點在波士頓南方約二十分鐘車程。這家醫院在「日常醫學」方面頗負盛名，我們身為精神科醫師也必須接受相關訓練，熟知這些日常醫學問題，例如泌尿道感染和肺炎，由於這些問題有時會影響病人的精神狀態，精神科醫師要有能力辨識它們。如果遇到這間醫院無法處理的複雜醫學問題，醫生就會將病人送回市區的醫學中心。

我身邊的醫生來自不同背景，他們正在接受初級實習訓練〔13〕，未來可能會進入放射科、眼科、麻醉科，當然還有內科。所有醫生都知道在這裡工作非常愉快，因此有些聰明絕頂的年輕醫生會刻意選擇這個臨床訓練課程，但未來他們會進入全國最頂尖的醫院，在自己選定的專科領域大展身手。過去六個月，他們已開始為病人治療，我則是在精神科做苦工，兩邊的工作內容簡直天差地遠，他們總有辦法搞定一切，讓我自嘆不如。我一直搞不清楚處方板放在哪，但是他們每個人似乎都清楚記得肺炎、鬱血性心衰竭（congestive heart failure）、蜂窩性組織炎等病人的住院、治療以及出院程序，或是超級常見的一般內科住院流程。但是我整整花了一個月，才終於搞懂電腦系統，不至於落後其他所有人，拖累團隊進度。

一般來說，醫療團隊包含一名資深主治醫師、一名資深住院醫師，以及幾位實習醫師。整體運作方式就和我之前想像的一樣，非常類似軍隊文化。實習醫師向住院醫師報告，直接接受住院醫師指令。住院醫師向主治醫師報告，通常報告就到主治醫師為止，不過關上門之後，他們還得向部門主管和醫學行政人員負責。在這種運作機制之下，許多恐懼不安會被刻

13 譯註：在美國，內科和外科醫學院的學生會先接受一或兩年的初級實習訓練，再接受特定的專科實習訓練。

意隱藏，而且容易發生錯誤。實習醫師不會做任何決定，但是如果他們沒有揪出粗心犯下的過錯，病人的治療方案就會出現偏差。我花非常多時間填單、寫紀錄，或是忙著處理與實際醫療技能無關的事，雖然內容枯燥乏味，卻是我有生以來做過最重要的工作，因為完成這些工作之後，就能讓病人進入正式體系接受治療，改善病情。

在輪訓期間，我和許多同樣在內科部實習的醫生變成了好友。赫貝托（Herberto）醫生來自墨西哥，不僅博學、而且熱心助人；海倫（Helen）來自蒙大拿，雖然個性有些古怪，但是待人特別友善，總能想出讓人備感親切、有創意的做事方法。例如，她在內科部入口通道處，擺放了七英尺高、如同真人大小的NBA球星德克・諾威斯基（Dirk Nowitzki）〔14〕人形立牌。在內科，所有工作人員都會收到對講機訊息，大家都知道藍色代碼代表內科緊急情況，紫色代碼代表精神科緊急情況，但是海倫發明了棕色代碼，代表與病人排便需求有關的緊急情況，這種情況在內科部病房很常見。

接下來是傑克（Jack）。我到內科部輪訓的第一天就遇到他。他身材高大、儀表不凡，卻有著一張稚氣未脫的臉龐。他會好心地提供建議、說些善意的玩笑話，我們初次見面就成了好哥兒們。我覺得他是真正的好人，而且是我在輪訓期間可以放心請教問題的大好人。雖然他每天總是有忙不完的工作，但從不會因為我不斷提問而責備我。肺栓塞套裝醫令（order set）在哪？電腦斷層血管攝影檢查需不需要注射顯影劑？可以安全注射顯影劑的肌酸酐臨界值是多少？為什麼電腦不讓我登入？我是誰？我在哪？

傑克對我非常友善，特別是一開始我還不知道要做什麼的時候。但很快地我就明白，多數實習醫師只是偽裝，直到他們終於想通。但是我的問題在於，我同事比我早六個月就想通，這一點讓我在資深住院醫師和主治醫師面前顯得很無能。不過往好的方面想，我身邊總會有像傑克這樣的人指引我，會有資深同事及時發現我的錯誤，只不過這也凸顯出我的能力嚴重不足，所以我覺得很丟臉，這就是我最大的問題。完成內科部輪訓之後，我再也不想走進那家醫院，我發現，當我知道自己是團隊裡進步最緩慢的人，反而感到有些安慰。我清楚意識到，如果其他人不怎麼期望我會成為精神科醫師，那麼我就可以好好利用這種偏見，專心處理手邊必須完成的工作，不需要為了滿足別人的期望而努力求表現，自己給自己壓力。終於，我擺脫了表現焦慮（performance anxiety），感受到前所未有的自由。

我確實在不同樓層之間輪訓，先是一般內科住院病房，接著是加護病房，每四天必須輪值一次大夜班；最後是心臟科加護病房，每三天實習醫師必須在現場連續工作三十小時。後來我才知道，每次醫生對病人問診，多半會有精神科醫師在場。我們每個人即便在狀況最好的時候，還是會出現各種焦慮症和神經官能症等症狀，所以我開始明白，當某個人因為某

14 譯註：德國前籃球運動員，以招牌的「金雞獨立」（單腳後仰跳投）姿勢聞名。

種內科問題住院，這些症狀就會被放大。有些病人被送進內科部，但事實上他們應該送去精神醫學部，因為他們的身體症狀實際上是心理困擾造成的，例如：病人雖然抽搐發作，但是並沒有偵測到腦部有電活動。病人不知道我是正在受訓的精神科醫師，但是在照顧這些病人時，我的團隊總希望我能扮演心理溝通師的角色。

「對亞當來說，這是很好的案例，」資深住院醫師都會這麼說。

我曾經把內科部看作暫時遠離精神醫學世界的緩衝空間，但是軍事化運作方式意謂著，我只能被動接受分派給我的任務。

當我告訴病人，某個診斷可能是心理引起的，有不少病人的回應相當負面。有些人會對我大吼，還有些人則會默默啜泣，因為這代表無法透過簡單的身體治療，來解決他們的問題。我已經做好萬全準備，運用同理傾聽技巧面對病人。

當我到加護病房輪訓時，已經非常熟悉醫療現場的情況。輪班非常耗費體力。就在我完成第一年住院醫師訓練之後隔年，負責監督所有後醫學院訓練課程的認證機構，開始推動更嚴格的值班時數限制。新規範限制輪班工作時數不得超過二十四小時，另外有固定休假日，但這些新規定是在我結束內科部輪訓後一年才開始實施，所以我完全沒有受惠。我在接受第一年住院醫師訓練時，法律是規定不得連續工作超過三十小時；如果是長達數週，只要每週平均工作時數不超過八十小時即可。所以在任何一週，我的工作時數有可能超過規定上限。

我在心臟科輪訓時，他們就是充分利用這一點替我排班，我從來沒有過這種經驗，我感覺自己幾乎住在醫院裡，外面的世界只不過是模糊而遙遠的背景。在我印象中，從沒有哪個人生階段時間過得如此飛快，但結束後卻感到疲憊不堪。那段期間我幾乎是在醫院裡度過，當外部世界的壓力源消失之後，我才發現自己的能力並不差。在那一個月，我的工作時間比起這輩子其他時候都還要長，看到自己和團隊合作、順利完成工作，我真心感到驕傲，我們成功挽救了病人的生命、化解他們的痛苦，只是我再也不想那樣長時間工作。

我還要上兩星期的固定夜班，每天從晚上七點工作到隔天早上七點，之後就可以好好享受這幾個月以來第一次休假。我決定在放假前最後階段，仿效一九七〇年代的造型風格開始蓄鬍，以示無言的反抗。我想，如果我只能和那些選擇晚上工作、白天睡覺的夜貓子一樣，過著日夜顛倒的生活，就應該為自己找點樂子。我開始留鬍鬚，我感覺這麼做的目的，就是為了要讓外界知道，內科部輪訓如何嚴重影響我的情緒，這樣會讓我好過一些。

改變造型之後，每次走進某個房間，裡面的人都會忍不住多看我一眼，然後說出可笑的評語。和我同年齡的醫療人員都沒有留著一九七〇年代的鬍鬚，我覺得這也沒什麼，直到後來我收到呼叫，要我趕去加護病房。霍華德．詹姆斯死了。

在這之前，我從沒有見過詹姆斯先生。我個人不認識詹姆斯，但身為輪值大夜班的實習醫師，我有責任宣告他死亡，然後告知他家人，他們正一語不發地坐在加護病房旁的等候區。

我走進詹姆斯的病房，若無其事地開始進行幾個月前曾讓我驚慌失措的評估程序，詹姆斯沒有出現洋娃娃眼（doll's eyes）反射。[15]他的瞳孔定住不動而且放大。他的血液開始在體內聚集，全身肌肉僵硬，呈現屍僵狀態。毫無疑問，詹姆斯先生已經死亡。

「死亡時間，凌晨四點二十九分，」我宣告說，但身邊沒有任何人。

我緩慢走到等候區，看到他的兩個女兒和太太擠在沙發上流著淚，我記得那時我臉上還留著愚蠢的鬍鬚。他家人抬頭看我，急著想要知道消息。當下我心想，是不是要跑回去戴上外科口罩或用手遮住臉，但是我不能讓他們繼續掛心，他們已經夠焦慮了。我很確定，這時候他們大概不會介意我留鬍鬚。

「我是史登醫生，是今天值班的實習醫生。霍華德已經過世。沒有什麼可以做的了。我很遺憾，請節哀。」

有片刻時間，房間裡的每個人都靜止不動。只有時鐘滴答作響的聲音。頭頂照明燈的螢光光束像探照燈一樣照射下來，我的臉頰開始泛紅。瓊斯太太張開雙臂，一左一右環抱她的女兒，然後開口對我說：「謝謝。」

隔天早上我回到家，刮去鬍鬚，訂車票返回紐約，和家人團聚。

15 譯註：指的是當頭部左右轉動時，眼球會朝著反方向轉動的生理現象。

13 史登和兒子們 Stern and Sons

我記得，某天大衛和我坐在我們父親幾年前送給他的老舊吉普車上聊天。那是二〇〇二年，當時我們正等著油箱加滿油，然後開車回家一起過寒假。他大三，我大一。那年秋天，我追隨他的腳步去了布朗。

「我想讀醫學院預科（pre-med）〔16〕，但是太難了。我想我大概沒辦法讀完，」我說。

「太難？」他不可置信地問。「生命中所有美好事物都是困難的。你以為有機化學課的每個小孩都比你聰明嗎？」

「有些是，」我回說。

「他們只是比較努力。如果你把所有時間拿來讀書，所有科目你都能拿A。我們都可以。」

大衛和我外表看起來有點像，但我們兩人的個性卻是南轅北轍。他比我要健談、外向。

16 譯註：在美國，大學部並沒有開設醫學專業科系，有興趣就讀醫學院的學生必須完成大學學業，再申請就讀醫學院。不過，在大學階段可先選修與醫學相關課程，這些課程統稱為「醫學院預科」，但並非正式科系或學位。

他永遠保持樂觀，我則是很難相信自己能夠事事順心。

不過我們有個共同點，那就是在我們成長過程中，一直很敬重父親成為一名醫師。自年幼開始，我們就知道他在家族裡有多麼受人尊敬，常會有親戚跑來找他。我們看到有不少病人會用簡單有趣的方法感謝他，例如每年放假時寄節日小禮物給他，在成長過程中我們兩人都希望，未來也能同樣贏得人們尊敬，在某個能充分發揮天賦才能的領域裡認真工作、回饋社會，有足夠收入過著舒適的生活。到後來我們才知道，要成為醫生，首先得擁有數學和科學天份。從本科生到成為醫生的路途中，大衛和我必須保持謙卑，展現無比勇氣和毅力、全心全意投入，才能真正成為醫生。

至於我們的父親，多數時候都不鼓勵我們學醫，因為他認為，在管理式醫療照護（managed care）[17]興起、自主權逐漸喪失的年代，醫學領域已經毫無報酬可言。但是他也很明理，清楚知道應該讓我們自己決定未來的生涯。一直以來，不論是情感上或財務上，父母都非常支持我們。我們甚至不用申請學生貸款，因此有機會追尋自己的夢想，不論這個夢想會把我們帶向何處。然而不是每個人都如此幸運，就讀醫學院那些年得面對各種挑戰，如果我還要擔心自己可能會因為缺乏保障而失敗，說真的，我實在不知道自己還能不能順利度過那段日子。

❖

趁著實習假期，我們再度回到老家，重拾過去的生活習慣，從廚房櫥櫃裡搬出零食大口吃著——我們的母親早在我們到家之前，就已經買好零食塞滿櫥櫃。但是另一方面我們也養成了新習慣，例如：在醫學院讀書時總想贏過別人，回到家之後還是很難扭轉這種心態。

「住院醫師一直被叫走，最後只剩下我一個人安裝中心導管。」

「是喔，但是你曾經替有嚴重躁症、想要掐死你的病人裝過中心導管嗎？」

「沒有，你也沒有啊！」

從小到大我們兄弟倆就愛相互比較，現在又多了一個可笑的比較點。

類似的情況不斷發生，直到最後我們倆都意識到，我們不希望餘生繼續玩這個遊戲。我也明白，即便之前我很享受這種比賽，但是當我回到精神科、大衛持續在內科發展，我就再也無法和他競爭。隨著時間累積，我們兄弟間不再玩這種遊戲，我想我們都很高興達成這種結果。有時候我很羨慕哥哥和父親能以醫師身分建立緊密連結。他們會以父親和兒子以及資深和資淺同事的身分，一起慶祝勝利，辯論各種難題。但是我在精神科，就顯得孤單許多。

我和高中時期認識的好友茱莉安（Jillian）碰面。那天的天氣有些反常、氣溫暖和，我們決定在她家附近的養鴨池塘見面。有機會到戶外走走，我覺得很開心。

「你看起來很累，」她說，然後等待我回答。如果她願意，她會是個觀察力非常敏銳的精

17 譯註：透過各種機制，減少不必要的醫療照顧成本、提高護理品質，例如：提供獎勵措施，促使醫生和病人選擇成本更低的醫療方式；針對特定醫療服務，進行必要性審查；控制住院人數和住院期間；更嚴格管理成本高昂的醫療案件等。

神科醫師，她似乎很有天分，能夠看清人們身上隱藏的真相，然後揭露它們、加以分析。

我們互相擁抱。能夠碰觸另一個人的身體真好，不用像在臨床檢查時必須保持距離。

「你還好嗎？全都告訴我。」

我只能嘆氣，然後移開視線。

「是什麼事情？到底怎麼回事？」

「我只是不知道自己能不能做到。」

「做到什麼？」

「內科，精神科。所有的一切。我真的很累、很孤單。雖然一整天身邊都有人圍繞著，但是不知道為什麼，我從沒有感覺這麼孤單。我不知道。或許我應該做點別的事情。」

「別的事情？但這是你喜歡的，你喜歡了很多年。這就是你。」

她打斷我的話，我看著她。她非常了解我，我們相識多年，我懷疑她是對的，但是為什麼我不覺得成為醫生就是做我自己？

她似乎讀懂我的心，繼續說道：「你必須完成醫學院教育，然後回到現實世界，以對待人的方式為人看診。當你回去之後，你就會覺得更像是你自己。」

「希望你是對的，」我說。

「絕對是，」她笑著說。

隔天我回到家，我父親走向我。

「有個病例，我需要你提供非正式醫療諮詢。」

「你需要我幫忙？」

他點頭。

「是一名中年女性，有憂鬱症，之前服用氟西汀（fluoxetine）效果非常好，後來卻不再有效。我考慮下次使用度洛西汀（duloxetine）。這樣做好嗎？」

我又更仔細詢問這名女性的情況，了解是什麼原因導致她容易陷入憂鬱。父親向我說明她的症狀類型、正在服用其他哪些藥物。我們一起討論可能會產生什麼副作用，甚至包括與她的心臟藥物會產生哪些藥物交互作用風險。

「不過，看起來還是值得一試。」

「你要用多少劑量？」

「通常我會從二十毫克開始，接著是一天兩次，每次二十毫克，然後早晚各增加到三十毫克或是更高。」

「很好。認識精神科醫師真好。」

14 值得舔舐的一張臉
A Face Worth Licking

我在內科部的輪訓期即將結束時，就迫不急待要和精神醫學部的同學重聚。但是我也希望和尊敬的內科部朋友們保持聯繫。雖然我們的工作行程滿檔，不過我還是能夠和傑克、赫貝托以及海倫持續保持聯絡，每隔幾星期我們就會相約聚會。我們通常會在市中心的酒吧或是有播放音樂的夜店碰面。某天晚上我正好外出，突然收到瑞秋傳來的簡訊。她有個大學朋友正好來城裡，她希望能好好招待她。

我正好和內科朋友外出，我回說。

自從跨年夜之後，這是我第一次傳簡訊給她。

我等了一分鐘，再次傳訊給她：如果你願意的話，可以加入我們。

她同意了，後來在一家夜店和我們碰面，室內大聲播放電子音樂。我假裝很享受。

「這是我朋友凱特琳。我們一起上學。」

「很高興認識你，凱特琳。我很喜歡這個地方！」

「音樂有點大聲，」瑞秋回答。

海倫坐在房間另一頭看著我，然後走過來抱住我，像是在宣示主權。

「幫我們拍張照，」她說，然後把手機交給瑞秋。

瑞秋看起來有些驚訝，她拿著手機開始拍照。當她的手指按下按鍵，海倫刻意靠近我，舔了一下我的臉頰，舌頭沿著我的臉頰伸出幾英吋。這個動作真的有些噁，但奇怪的是我很喜歡。或許能因此讓瑞秋知道，我也是很有魅力的，至少有人想要舔我。

海倫拿回手機，蹦蹦跳跳地回到傑克和赫貝托身邊。

「你這朋友很有意思，」瑞秋說。

後來我打電話給海倫。

「剛剛是怎樣？」

「那就是你一直提到的女孩，對吧？」

我點頭。

「只是要讓她知道，她不能呆呆地等太久。」

「所以你就舔我的臉，用這種方式告訴她。」

「是啊，不然咧？」

我聳聳肩。

「說得也是。」

❖

兩天之後瑞秋告訴我說，我們要去墨西哥，而且我們兩人必須共用一個房間。

「你說啥？」

「你看，精神醫學部所有住院醫師在六月最後一個星期同時不上班。奇怪的是，我們的實習訓練只簽了一年約，」她說。

「所以？」

「這可能是我們這輩子唯一一次所有人同時離開工作。我們應該慶祝一下。」

「去墨西哥慶祝？」

「沒錯，我已經安排好所有事情。我們會待在包吃包住又包玩的全包式度假村，每天早上去海邊，晚上盡情大吃大喝。米蘭達和關會先去參加內科部旅遊，之後再加入我們，所以他們倆會住一間房。艾琳可能會帶她先生鮑比一起來。不會有其他人想參加，就剩下你和我。」

「聽起來很不錯，」我說，不知道她腦袋究竟在想什麼。

她的話聽起來不像邀請，比較像是在向我陳述事情會如何進行，這正是瑞秋的說話風格。但是她自行安排和我住同一間房，是不是代表她對我有好感？或者只是因為我們兩人之間只有純友誼，所以和我同一間不會有任何危險？

「絕對是前者，」當我向內科部朋友詢問這個問題時，海倫說道。

「同意，你在那裡的第一晚就該採取行動，」傑克補充說。

「冒著被拒絕，然後接下來一星期只能尷尬地避開室友的風險？我想我寧願死。」

「值得冒險，」傑克說。

「你不會被拒絕，」海倫說，「在夜店我看到她看你的眼神。」

「還好你們這些人比較擅長行醫，而不是提供人際關係建議，」最後我做出了結論。

那天晚上上床前，我對著向來沒有偏見、愈來愈冷淡的天竺鼠馬古講起我的兩難，但是牠完全幫不上忙。

❖

我在內科部的最後一次輪班終於結束，我實在太興奮了，恨不得馬上開始過新生活。排班緊湊、凡事只需要遵照指令的生活方式，讓我筋疲力盡。如果我再也不需要進入內科套裝醫令系統，我會死而無憾。在內科部根本沒有時間上洗手間，所以後來每當回想自己在精神醫學部上班的日子，我心裡反而開心一些。

但是命運捉弄人，就在我最後一次輪班時，接二連三碰到許多狀況棘手的病人，或是醫療程序複雜的病例，比較不敏感的醫生形容這些病人就像「火車失事」。病人一個接著一個陷入緊急狀況。其中一人因為血壓過低失去意識，被轉送進加護病房。另一個人的病情正好相反，出現高血壓危象（hypertensive crisis），也被轉送至加護病房。第三個病人不慎跌倒，頭部撞到地板，需要做徹底的神經追蹤檢查。傑克來了之後，我終於可以鬆一口氣，我已經無計可施了。我們坐下來討論病人交班紀錄，也就是醫生換班時需要交接的某種「鬼抓人」文件。我們的資深住院醫師若無其事地走過，看都沒看我們一眼，就直接告訴我們，九號床病人要開始使用血液稀釋劑。

「所以你要幫他做肛門指診，」他告訴我。

「什麼！為什麼？」

我在內科部輪訓時，多數時候都扮演精神科醫師扮演得不錯，但偶爾難免還是露了餡。

「他有結腸炎病史，」他邊回答邊咬了一口蘋果。

「所以？」

「在我們幫他稀釋血液之前，你必須確認他沒有在流血。」

「你要我走到我從未見過的病人身邊，向他自我介紹，然後告訴他，我要把手指伸進他的屁股，以防萬一他的直腸出血？你真的要我這麼做？」

「沒錯，就是這樣。」

這名住院醫師繼續在附近蹓躂，咬了一大口蘋果，然後轉身離開。

我有些遲疑地看了正在和我交班的傑克一眼。我知道，這個工作一定會落到我身上，因為那位住院醫師是在我們完成交班之前下達指令。我的大腦開始神遊，幻想著墨西哥海邊的藍綠色海水、我和瑞秋共住的飯店房間，只要處理完最後這個無聊到極點的工作任務，我在一般內科的輪訓就此結束，可以開心出遊了。

「我知道了，」傑克好心地說。

「噢，傑克，我想親你一下。」

「留給瑞秋吧，兄弟。我們應該讓你趕快離開這裡。還站在這幹嘛？你是精神科醫生。」

「沒錯，我是。」

我把手搭在他肩膀上，完成交班，然後把白袍掛在牆上。精神醫學部、墨西哥和瑞秋正等著我。

15 在南方邊境用舌頭將櫻桃梗打結
Tongue-Tied Cherry Stems South of the Border

佳骨肌（Jacuzzi）按摩浴缸一看就知道是給兩人用的。

「這浴缸很棒，」瑞秋說，「你覺得他們有清洗乾淨嗎？我實在不願去想這些噴頭裡有異物滋生。」

「我敢打賭他們有清洗乾淨，」我邊說邊幻想在某個時候，不知什麼原因我們兩人一起待在浴缸裡。「他們一定會清乾淨。」

瑞秋幫我們預定的這家全包式度假村實在太棒了。四周景觀經過精心設計，一棟棟三層樓建築散布其中，游泳池、棕櫚樹和海灘全在同一邊。我們的房間雖然看起來很不起眼，但至少不會顯得破舊髒亂，這種情況很有可能發生，畢竟我們是透過價格極度優惠的線上旅遊網站預定房間。

「我選那張床，」瑞秋說，直接走向靠窗的加大雙人床。

好，所以她想要分床睡。我感覺自己就像偵探，一直在搜尋瑞秋對我有好感的線索，卻一再落空。我們一起旅行的頭六個小時，我沒有找到任何證據證明我們倆可能不只是朋友。

我們換上休閒晚禮服，走路穿越戶外設施，沿途經過燈光照明美輪美奐的游泳池，最後抵達艾琳選定的餐廳。這是一家日式主題餐廳，不過多數餐點都是墨西哥食物。

我們走進餐廳，發現艾琳已經入座。她開心地對我們微笑。

「這裡可以無限續杯，但他們有加水稀釋，所以你們要一次多點一些，然後混在一起。」

「鮑比呢？」我問。

「他在最後一刻確定自己不想來。大概是因為一想到要和一群精神科醫師聚在一起，他寧可去住南四大樓。我真的不知道原因是什麼，但是我不想錯過這次旅行。所以我來了。」

「我們很高興你來了。這地方還不賴，」我說。

「比南四大樓要好多了，」艾琳回說。

我猜想是不是比起和鮑比待在家裡還要好，今年大部分時間，鮑比似乎陷入了痛苦的情緒漩渦當中。

「南四大樓和這裡都有吃不完的零食，」瑞秋補充說。

接著米蘭達和關到了。前幾天他們兩人和內科部朋友一起旅行，明顯看得出來他們已經把對方給惹毛了。一到了餐廳，兩人立即對槓起來，就像結婚多年的老夫老妻。

「我們發現我們倆不太能一起旅行，」關說。

「酒精會有幫助，」米蘭達補充。

「才怪，絕對沒有好處，」關回說。

「那代表你還沒喝夠，」米蘭達回嘴說，眼神示意服務生。

飲料送來之後，我們每個人舉起酒杯。

「慶祝我們終於有一個星期可以開心的遠離南四大樓，」關說。

「遠離宋醫師，」瑞秋說。

「我開始想念他了，」艾琳說。

「遠離處方板和醫令，」我說。

「遠離精神病、憂鬱症和邊緣性人格，」米蘭達說。

「當然在座的各位除外，」關說。

「哈哈，」米蘭達嘲笑說。「有人已經看過海了嗎？」

「米蘭達，我們剛來這裡的時候正好走路經過，」關一手扶著額頭說。

「有嗎？」

一名服務生送來第二輪飲料。

「我猜你們正要喝第二杯，」他說。

服務生不斷送飲料過來。後來我們離開餐廳，沿著唯一一條路走去一家酒吧，繼續喝酒。

漫長的一年結束，大家終於可以好好放鬆，這感覺很棒。

我們拿著盛裝亮藍色雞尾酒的超大玻璃杯走去露台空地，上方已架起了帳蓬，硬木地板上擺放著日式座墊。米蘭達堅持向我們示範她有辦法用舌頭將櫻桃梗打結。瑞秋不甘示弱，硬要和她比賽，還多加了一根櫻桃梗。我們就像一群參戰士兵，在戰爭結束後彼此聊著戰爭故事，一路閒扯到深夜，很難相信我們竟然順利度過了第一年。聊天到一半時，我們發現米蘭達已經坐著睡著了，她的頭部左右搖晃。當時為了再明顯不過的原因，我拍下了瑞秋和關假扮吸血鬼的照片，他們兩人露出一排牙齒，靠近米蘭達露出的頸部。但是，就在我們看到其中一名服務生的表情之後沒多久，我們所有人決定，該回房了。

我們沿著大型游泳池散步回飯店，水面下安裝了藍色和紫色照明燈，這兩種顏色搭配在一起真是美極了。

「我們必須走進去，」關語氣平和地說。

「我認為我們不該那樣做，」艾琳回說。

「誰說的？」關問。

「嗯，就是那些傢伙，」她指著兩名飯店保全人員說。

「看來他們不怎麼在意，」瑞秋說，「我不想當第一個。亞當，你去吧。」

我不能讓瑞秋以為我是懦夫。我脫下襯衫，丟到旁邊的躺椅上。「我們一起吧，」我穿著藍色牛仔褲走進泳池中。

「你要穿著牛仔褲？這也太瞎了，」瑞秋大叫說。

女生開始一個接著一個脫掉衣服，只剩下內衣和胸罩。

「真的要這樣嗎？我不跟，」艾琳說。

「這樣不會比泳裝暴露，艾琳。」

「不管怎樣，那些保全人員正盯著我們。不過你們先下去吧。我會想辦法籌到足夠的錢，幫你們脫困。」

瑞秋、米蘭達和關一起加入我，就在他們跳進泳池的十秒鐘後，一名保全人員吹起哨子。

「嘿！你們現在不能游泳！泳池已經關閉了！」他大叫說。

「你是不是真的看著我們脫衣服，等到我們跳進泳池才吹哨？」關問。

保全人員只是聳聳肩。

「現在馬上離開！」他大吼。

我們全身濕答答、抖個不停，拔腿狂奔衝回房間。

瑞秋和我回到房間後，牙齒仍不停打顫，我們走到大型浴缸旁。

「這時候泡個熱水澡會很不錯，」我暗示說。

「確實，」她回道，接著她丟給我一條毛巾要我自己擦乾，然後當著我的面關上浴室門。

❖

在接受住院醫師訓練期間，大家都知道「烏雲」（black cloud）代表什麼意思——指的是當你值班時運氣特別背。如果住院醫師自稱「烏雲」，代表他們總是碰到最困難、最棘手、最多次呼叫，其他人值班時則是可以整夜睡好覺，然後安全下莊。接下來五天，我們每個人頭頂上都布滿了烏雲。外面下著滂沱大雨，幾乎沒有停過。大雨下在海邊，下在泳池裡，甚至下在我們身上，我們吃早午餐時，雨水就沿著茅草屋頂滴落到身上，我們也充分利用這段時間，假裝興致高昂地大口喝酒，但我們真的有夠倒霉。有時候我們會玩國中生才玩的無聊室內遊戲，只為了讓自己在放鬆度假時有事可做，而且確實很有幫助。我們必須做一些比起原本超級嚴肅的專業工作還要白痴幼稚的事，這樣才能真正充電。畢竟回到美國之後又要開始一整年的訓練，資深住院醫師說過，這將會是訓練課程中最辛苦的一年。

到了度假最後一天，我已做好心理準備，要和瑞秋一起製造一些浪漫火花。我還沒想到是什麼。面對那樣的事情，我向來很沒有自信，但是機會實在難得，不容錯過，我想起內科夥伴給我的建議。

「這次旅行感覺很棒，」我邊說邊望著星空下的瑞秋，我們倆正要從海邊走回飯店房間。

她默不作聲地繼續走著。大雨過後，天空看起來特別清澈，肉眼甚至可以看到銀河系最微弱的光亮。

「真可惜，我們不能每年都來，」我說。

「如果不是每天下雨，那就更好了，」她說。

「今天晚上真美。或許在天亮前，我們還有機會補救。想要在戶外海邊再待一會兒嗎？」

我滿懷期望地對她說。

她搖頭。

「我很累了。」

我們兩人離家數千英里遠，一起走在璀璨夜空之下。我真的覺得，如果不是現在，就永遠沒機會了。我立刻停下腳步。

「怎麼了？」

我為什麼不現在就行動？吻她，牽起她的手。至少要**做點事**。

她就站在我前方幾英尺的地方。

「沒事，只是找不到我的鑰匙，但現在找到了。」

我邁步走向她，她伸出手臂抱住我。

「我想要聽你的建議，」她說。

「是嗎？」

「我在內科認識一個男生，正好是我的菜，但我不知道要怎麼做。我對這種事情最不在行了。」

這個問題似乎注定要讓我心碎。如果我對自己誠實，就可以從她過去一星期的行為看出端倪，其實沒有任何跡象顯示我們不只是好朋友。

「你最不會追男生？我認為我比你還遜，」我說，「我不知道。如果是我，絕對不會聽從我的建議。」

PART 2

第二年

YEAR TWO

16 就跟第一年一樣，只是會更多

Like the First Year, but More

到了第二年，班上同學終於體會到，離開醫院共度一段時光究竟有多重要。墨西哥之旅將我們所有人凝聚在一起。參加這次旅行的人，因此擁有了一段可彼此分享的難忘回憶；無法同行的人，則更有動力認真經營在南四大樓以外的個人生活。舉例來說，除了少數同學必須在醫院值班之外，其他人都參加了第一場「心理電影院」(Psych Cinema)。這是專門提供給住院醫師的課外福利，可自願參加。每個月教授們會輪流挑選一部他認為探討到精神醫學相關概念的電影，邀請住院醫師到他們家中一邊品嘗美酒佳餚、一邊欣賞電影、分享心得。當我想到這個訓練課程帶給我們哪些溫暖，腦海浮現的全是課外活動，例如心理電影院。我們也很喜歡參加讀書會、醜毛衣派對，或是每年週末一起前往新罕布夏某個營地度假。

之前曾經和我共事、看起來總是疲憊不堪的資深住院醫師蕾貝卡，現在已經是第三年住院醫師，她全身散發出泰然自若的自信。就在大家觀看《E.T.外星人》電影時，她和我聊到了許多關於第二年住院醫師的內幕消息。

「你絕對沒問題。就跟第一年一樣，只是會**更多**。」

「更多什麼？」

此時部門主管菲利普・布朗醫生（Dr. Philip Brown）正好看向我們這裡。他為人親切、博學多聞，這個月剛好輪到主持心理電影院。他希望別人直呼他的名字，但多數時候大家還是習慣稱呼他的姓氏。他瞥了我們一眼、揚起眉毛，要我們保持安靜，在這種情況下，如果是家人都會這麼做。我示意蕾貝卡和我一起去廚房倒酒。

「更多什麼？」我再次問她。

「噢，天啊。**每件事情**都會變得更多。」每次輪班會有更多病人需要照顧、更多輪班、更多睡眠干擾、更多自助餐食物。」

我的肩膀瞬間垮下來。接著她又潑了我一盆冷水。

「第二年會有任何好事發生嗎？」

「喔，當然有。首先，你終於只需要負責精神科的工作。你再次成為精神科醫師。耶！」

「耶，」我冷淡地重複道。

「你終於覺得知道自己在做什麼，但事實上不只如此。到了今年年底，你就會覺得沒有任何事情能影響你的情緒。不論是有人光著身子、大聲尖叫走進急診部；或是有人威脅說，如果你不讓他出院，他就要告你醫療疏失；或是有人某天告訴你說，你是最優秀的精神科醫師，但隔天又說你是最差勁的精神科醫師，所有狀況你都能應付自如。」

「好難想像。」

「你一定能做到。相信我。啊，忘記跟你說，之後你一定會接到第一位需要長期接受心理治療的病人，一旦你開始接觸這些病人，就會覺得很有趣。」

我已經等不及了。我一直默默忍受在不同科別的住院服務單位輪訓，但如果未來我要成為門診精神科醫師，這些都是必經過程。我想要治療那些希望病情好轉、自願來找我看診的病人，而不是那些經常被迫違背自身意願、被送進南四大樓的病人。每次在精神科禁閉病房工作，我都會感覺很不自在，但今年至少會有一位病人接受我的治療，未來三年這位病人或許會一直接受我的治療，這比我以前談過的任何一場戀愛都還要長久。

我覺得自己已經被瑞秋判定出局了，但她完全不知道我心裡這麼想；突然間我和蕾貝卡兩人眼神交會。當下我心想，如果有女朋友那該多好，能夠去愛人、同時被人愛。蕾貝卡似乎看穿我的心思，打斷了我的幻想。

「對了，你還是沒有空去約會吧。」

「見鬼了。我想我們該回去看《E.T.外星人》。」

「說得也是。走吧。」

我不喜歡在南四大樓聽到通知說一次要照顧六位、而不是四位病人，也很討厭急診部增加大夜班輪班，這樣就只剩下我和另一名新來的實習醫師負責整間醫院的精神科診斷需求。我其實沒什麼自信，不認為自己有能力指導任何人，更不用說在他們第一次接到請求精神科醫師支援的呼叫時，提供他們指引。等到我真正見到實習醫師才明白，他們知道的事情簡直少得可憐。有些人甚至不知道我們開立的藥物名稱要如何發音。我赫然發現，一年前我們也和他們一樣無助。我開始回想自己前一年的受訓情景，第一次覺得感激，原來我已經走了這麼遠。新來的住院醫師毫無經驗、卻態度積極，但是我們這些第二年住院醫師早已心力交瘁、煩悶不已，不過至少我已經大致理解這份工作的內容是什麼、必須滿足哪些期望。不幸的是，到了第二年，我們被賦予的期望實在多到嚇人。

我刷卡進入南四大樓、開始接受第二年住院醫師訓練，感覺像是背景正播放著不祥的音樂。我膽戰心驚地踏出前五步，走進住院病房，跨過黏貼在地上、用來預防病人落跑的黑線。接著我和雷吉打招呼，但他只是朝著我的方向隨意點了頭。

「史登醫生，歡迎歸隊。想必墨西哥沒有虧待你吧？」

是宋醫師。他怎麼知道我去了墨西哥？

「很高興見到你，宋醫生。」

「是、是，」他邊說邊用力揮手，「客套話就別說了，我們還有工作要做。」

有機會再次跟著宋醫師和克莉絲塔一起工作，讓我精神大振。過去幾個月，我已經非常熟悉精神科醫療團隊的工作步調。在南四大樓，我們必須密切追蹤各項檢測數據，所以我會仔細檢查這些數據與病人的生命徵象（vital sign）〔1〕，但是我也很重視病人本身的回答，因此我帶著興奮的心情詢問病人的身體狀況。事實上，早在之前我就已經知道，幾乎所有內科部的病人都需要接受精神科治療。這次回到南四大樓上班，我終於見識到，在精神科住院病房竟然還要處理這麼多內科問題。除了病人到院前就已經存在的疾病，許多精神科藥物會產生各種副作用，影響血壓、心率、肌肉張力和血糖，其他傳統的醫療數據資料也會受到影響。

新年年初，一名病人跑來敲打住院醫師休息室大門，當時情況非常緊急。我打開門，發現他的頸部向左扭轉超過九十度，整個人看起來非常痛苦。

「我需要幫助，」他只能說這麼多。

當下我腦袋一片空白，但可以確定的是，我似乎嚇呆了。不過我深呼吸之後，就想到抗精神病藥物有可能引發一種常見副作用，也就是頸部、肩膀或其他部位的肌肉變得緊繃，讓人覺得難受。還好我知道得夠多，所以能診斷出病因，我決定使用苯扎托品（benztropine）〔2〕進行治療。

1 譯註：生命徵象指的是脈搏、呼吸、體溫、血壓等數據。
2 譯註：用來治療因抗精神病藥引起的副作用，有助於調節神經系統、促使肌肉放鬆。

「我給你一些藥，應該會有幫助」我說。「很抱歉，現在你出現這些反應。等一下你就會感覺好很多。」

雖是因為我給他服用抗精神病藥物，間接導致他的身體出了問題，但是看到他頸部肌肉開始放鬆，我還是覺得很有成就感。我把這件事告訴宋醫師，他輕拍我的背；輪班結束時，那位病人甚至跑來感謝我。

我正感覺終於找到了自己的最佳狀態，不料這時候卻收到布朗醫生寄來的電子郵件。

宋醫生辭去目前職務，並立即生效。我們衷心感謝他的服務以及給予病患的照顧。接下來幾天我們會做出適當安排。

呃，這是什麼意思？

第二年的第一堂感受課如颶風般撲向我們。在我們有時間討論宋醫師的異動消息之前，課堂上出現了三張陌生面孔。有陌生人坐在桌前，讓我們感覺原本絕對安全的空間已經不再安全。

第一個自我介紹的女生坐在尼娜旁邊，前一年尼娜總是從容不迫地耐心指導我們，即便有時候我們整班陷入混亂，她依舊鎮定自若。這個女生名叫簡（Jen），她介紹說自己是感受課的共同引導人，她外表看起來和尼娜完全相反。尼娜身材高䠷，衣著樸素；簡則是個頭嬌小，喜歡精心打扮。她在自介紹時說，她已經從尼娜那裡聽到我們班上的許多趣事，非常期待和我們合作，但是教室內每個人都感覺遭到背叛。這女人是誰？過去一年我們和尼娜相處愉快。我們向她吐露心事，她帶領我們發現自我，幫助我們提升專業能力。為什麼我們需要簡？

簡結束自我介紹之後，我們的注意力立即轉向坐在我對面的男生。

「嗨，我是德魯（Drew）。精神醫學和神經學有許多交集，我一直對這部分很有興趣。去年我完成了神經科住院醫師訓練，從現在開始我會加入你們。期待向你們每個人學習。」

我們都知道德魯是誰。幾個月前我們就聽說他這個人，我們第一年實習時，他的職缺一直空著，所以每個人必須額外分擔大夜班和週末輪班。在見到他之前，我們就對他充滿怨恨，現在我們也默默地被這個新來的傢伙惹怒，他自認應該同時具備神經科醫師與精神科醫師雙重身分，才有能力應付大腦醫療的兩種需求。精神科醫師主要是依據「生理—心理—社會」模式（Bio-Psycho-Social Model）的觀點進行治療，他們會評估病人的大腦運作、思考和生活模式。更多時候，精神科醫生會採取由上而下的診斷方式，一開始是以病人身為人的身分，接著是病人的症狀；但是神經科醫師可能會採取由下而上的方式診斷大腦，首先從神經元基礎結構開始，神經元會形成網絡，透過電流和化學訊號彼此溝通。

但是，德魯在看待這個世界或是我們的病人時，並不會受限於以上所說的方法。他已經具備了經驗豐富的神經學家應有的邏輯和推理能力，但是沒多久，他便向我們證明了他同樣屬於我們這裡。他從不將「人」視為不同基本要素的總和，更多時候，他的神經學訓練能夠幫助他看清全貌，反觀我們其他人，則一直努力想要將所有要素拼湊起來。他同時接受兩個部門的住院醫師訓練，這種情況相當少見，而且老實說非常荒謬，因為需要花費很多年。他的理由是，他想要專攻功能性神經疾病（functional neurologic disorders），這是醫學專有名詞，指的是介於神經學和精神醫學之間的疾病。例如，我曾在內科部看過，某些病人只有家人在場時才會發生抽搐（沒有痙攣或顫抖），但是並沒有同時出現相關疾病的生理訊號，這些病人正是罹患了功能性神經症狀障礙症（functional neurologic syndromes）。他們多半淪為現代醫學的孤兒。神經科醫師診斷後，認為這個問題屬於精神科，但是精神科醫師通常沒有接受完整訓練，不太知道要如何治療這些情況。德魯想要改變這一切，他希望結合這兩個領域，後來我們發現，我們愈來愈能夠理解他，也愈來愈願意原諒他讓我們每個人在第一年受訓時，得額外輪值更多次大夜班。直到住院醫師訓練結束前，他不只一次協助治療我的病人、幫助我保全顏面，如果不是他從神經學角度說明病人症狀，我可能會完全忽略。

最後，輪到坐在我左側的神祕女子自我介紹。我們知道她為什麼會在這裡。第一年訓練期間，有位同學退出住院醫師訓練計畫，搬去中西部和先生同住，她先生已經在當地學校、在自己專長的學術領域獲得終身教職，這是相當難得的機會。所以，即使德魯加入我們，但是如果我們不另外找人替補住院醫師空缺，班上人數就會減少為十四人。訓練課程中途找到替補住院醫師並不容易，因為可以轉調的住院醫師非常少，而且整個流程並非透過當初決定我們命運的媒合機制，而是得靠著課程總監（例如蕾丁醫生）一一聯繫，四處打聽是否少一名住院醫師。雖然這種情況不常發生，但是住院醫師可以提出各種理由要求轉出。有時候是因為家庭因素，必須中斷訓練課程。還有些時候，住院醫師之所以退出課程，只因為他們覺得不適合；不論是因為住院醫師個人或課程本身問題、或者兩者皆是，總之就是無法契合。我們不知道這個女生的情況如何，但是她一定知道該怎麼做，才能加入這個訓練課程。

「我名叫絲維特拉娜（Svetlana），」她帶著濃重口音說道。「我來自俄羅斯，大家應該聽得出來，但是我在這裡已經生活了很多年，很高興能加入你們這個團體。」

絲維特拉娜姿態優雅，但身高不到五英尺（約一百五十公分）。她穿著細高跟鞋，所以增高了幾寸，她的嘴唇永遠充滿光澤，或者只是很自然地看起來很有光澤。從她的衣著看得出來她對自己的身材非常自豪，她的態度讓人感覺她只想要做自己，其他人必須習慣。

「我個性很堅強。在就讀醫學院之前，我曾在軍中服役，」她說。

我想，有她加入，整個班會多了一些趣味。如果全班有十五個絲維特拉娜，可能無法長久維持；但是如果只有一個絲維特拉娜，其他十四個人都是A型人格、做事一板一眼的受訓精神科醫師，就不會有問題。我猜想，她願意徹底揭露自己的性格傾向，或許有助於我們對彼此誠實，不會抱有任何不切實際的幻想。

不過，來了兩位新同學、一位共同引導人，再加上宋醫師離職的消息曝光，教室裡瀰漫一股不安氣氛。

絲維特拉娜開口追問這則消息，她說出了每個人心中的想法。

「南四大樓主治醫師離職的電子郵件是怎麼回事？」尼娜和簡環顧教室四周，但是全場鴉雀無聲。

「嗯？有電子郵件？」簡問。

尼娜和簡都是哈佛教授，但並非住院醫師訓練課程的正式工作人員，所以他們沒有收到消息，也沒有人願意回答。我們所有人聽到消息後都非常震驚。但是大家依舊保持沉默，氣氛尷尬。

「有一封電子郵件寫說，南四大樓主治醫師辭職。我想是今天吧。他不好嗎？」

絲維特拉娜代替我們所有人發問。正因為她最近才加入我們，所以能夠直接提問，我們自然有必要回答她的問題。為什麼宋醫師要離開？

「宋醫生是我遇過最好的老師，」艾琳說。「沒有人像他那樣關心病人，沒有人在面對困難的病例時能夠像他一樣，處理得這麼好。整個情況很不妙。唉，真的很糟。感覺事情有些不對勁。他是被開除的嗎？如果是的話，我們要發動抗議，因為在這裡只有他真正關心我、關心我們，我的意思是，關心我們這些住院醫師。」

艾琳忍不住流下淚來。我很懷疑她在她先生鮑比面前，是否也能毫無顧忌地展現這一面。我們在墨西哥一起度假那段時間，我看到她顯露出比以前更散漫、更放鬆的一面。我知道鮑比在波士頓過得很不快樂，但是我很懷疑，艾琳與鮑比是否有可能擺脫這份痛苦，真正成為情投意合的伴侶，和他水乳交融。

「聽起來你很喜歡這個宋醫生？」絲維特拉娜說。

艾琳停頓了一會，接著嘆了一口氣，抬起頭來。

「過去這幾個月，宋醫生和我幾乎成了好朋友。曾有段時間我很痛苦，現在我不想解釋，但不論是哪一天我心情不好，他都會在我身邊。就和他對待病人一樣，他總是知道什麼該問、什麼不該問。他很關心我，沒有其他人像他那樣，包括我先生、我媽媽，沒有其他人像他那樣對我。」

「我們都很關心你，」我說。

「我知道。只是我們都忙著自己的生活。我明白。宋總會特地為我撥出時間，但現在他要走了？就像那樣？我一直覺得他在這裡並不快樂。我想他覺得自己沒有受到公平對待，我知道這個部門有些人看不慣他特立獨行。例如不打領帶這件事有很嚴重嗎？我要暫停一下。」

她又停頓了下來，拭去臉頰的眼淚，重新恢復鎮定。「我們得做些事，」她做出結論。

「做些事？」我問，「像是發動抗議？」

「我不知道要做什麼。或許我們可以聯絡訓練課程的所有住院醫師，大家一起寫一封信。」

「要說什麼？我們甚至不知道他是不是被開除的，還是他自己提辭呈。」

「宋不會拋棄我們。」

「你根本不知道原因，」我回答道，「在這裡我們就像步兵。我們完全不知道部門高層發生了什麼事。或許還有更多內幕。」

艾琳變得有些激動，但是我也發覺，我的抗拒發揮了類似攻擊的效果。我可以感覺到她正對我發脾氣，但是我們彼此都不肯讓步。

「上完課我們就回去南四大樓。不如我們去找他談談。一定還有更多內幕，」她說。

17 難以接受的離別 Unwelcome Departures

艾琳和我走到宋醫師的辦公室時發現門沒關，他正在裡面吹口哨。

「被你們撞見我正在表演我最愛的一首家鄉樂曲，」他說。「我想你們已經看到了消息，坐吧。」

他繼續從架上拿出幾本書，然後動作輕柔地放入紙箱中。每拿起一本書他就會多停頓一秒，看一眼書背。每次他臉上都會顯露出幾乎難以察覺的笑容。

「你們有什麼問題嗎？還是擔憂？說吧。」

「你是……」艾琳正要開口，卻又停頓了一下。「你是怎樣？是要離開嗎？為什麼？」

「這一切已經結束了。是的，我要離開了。」

「我不懂。」

「老實說，我無權討論所有細節，謝天謝地，你也沒有必要知道。重要的是——」

「不是這樣的。不要告訴我什麼事情才重要，」艾琳語氣嚴厲地說。「你在這裡工作的時候，你有權告訴我哪些事情重要。當你成為我們的導師，當你成為我的朋友，你會告訴我發生了什麼事。但我想，那些日子已經過去了，所以我會回去工作。」

她開始起身，雙眼盯著地面，忍不住搖頭。

「但那才是真正重要的事，艾琳！你總是走在別人前面。」

「回去工作是最重要的事？」

「讓我跟我的得意門生說說話吧，」他說。接著他轉向我，然後開口說：「對了，你也不會有問題的。未來某一天你們兩人都會成為優秀的精神科醫師。你們不會有問題，我也不會有事，未來我們都會沒事，但是那裡的病人，」他邊說邊望向住院病房的方向，「缺乏我們擁有的內在力量。我把他們交給你們，由你們來照顧，我必須知道你們會繼續為他們工作。」

「當然，」我說。「這是我們的合約義務，」我默默地說。

「你們必須繼續為他們工作，即使全世界說你們不應該。如果行政人員要把他們推出門外，保險公司百般阻撓不讓你們治療他們，你們一定要抱持更大熱情，繼續為他們工作，未來你們才能成為偉大的精神科醫師。我知道你們一定可以的。」

「你怎麼知道我們不會有問題？」艾琳問。

「我在這裡看過太多住院醫生來來去去。很多人甚至在踏入南四大樓之前很長一段時間，就已經失去了熱情。你們的熱情並沒有消褪，但它正處於危險邊緣，它正在閃爍，需要注入氣氛。我看到你們兩個人都是如此。這個系統總是有辦法打壓最優秀的人才。你們現在正是最危險的時候，但是你們已經走了這麼遠，我看得夠多了，我知道訓練結束後你們一定會變得更強。」

接下來幾秒鐘，我們有些不自在地坐著、不發一語，宋醫師隔著桌面對我們微笑。

「你真的不準備告訴我們你是不是被開除的？」

「被開除？你沒看到電子郵件嗎，史登醫生？我是自願辭職。」

「是，但我的意思是——」

「史登醫生，這裡是你未來三年的家，即使我有八卦可說、知道一堆流言，但是對你們有什麼好處？你們值得擁有一個可愛的家，而且必須如此。這裡曾是我的家，但再也不是了。」

最終，他臉上的笑容逐漸消失。

「之後你要做什麼？」艾琳問。

「我有朋友在德州的訓練課程，也可能是北卡羅萊納或南卡羅萊納州？我忘了。事實上他曾是這裡的住院醫生。薪水肯定有這裡的兩倍，也可能三倍。我會沒事的，我向你們保證。我曾聽說，**出身**哈佛永遠比**待在**哈佛要好。」

我們又陷入令人尷尬的沉默。宋醫師起身張開雙臂，準備擁抱我們。我傾身向前，但後來意識到，這個擁抱應該只是要留給艾琳。

「我會想念你的，」艾琳說。

「當然！」宋醫師回答。

我伸出手和他握手，但是我們兩人似乎都不夠淡定，沒能好好地結束握手。

「好好照顧自己，」我說。

「好好照顧好自己和他們，」他回道。

他的臉上又恢復了笑容。

艾琳和我走出他的辦公室，準備回去南四大樓。我們一刷卡進去，幾乎立即被住院病房的環境給吞沒。宋醫師離職的消息公布之後，我們依舊要繼續待在南四大樓，應付那些煩人的工作，我們感覺自己就像小孩剛獲悉父母離婚，又被告知還是要繼續生活下去，並且專心做功課。

不過還有許多工作等著我們。我們要照顧的病人比以前多，身邊每個人似乎都需要我們協助。我們要開處方箋，確認檢查清單。更重要的是，還有病人等著看診，他們需要我們幫忙。宋醫師曾教導我們如何傾聽，而且要在最恰當的時機將這些病人轉往更適合的地方。

下午忙完之後，艾琳和我坐在事務部門辦公室寫出院摘要。

「艾琳，」我開口說。

「嗯？」

「你和宋很要好？」

「是啊。」

「會不會太要好了。你覺得呢？」

「是啊，可能吧。」

我對她點頭，同意我自己的說法。

「我很容易那樣，」她說。

「哪樣？」

「把像宋醫師那樣的男人理想化。」

「像他那樣的男人？」

「就是那些告訴我一切都不會有問題的男人。我很需要這些安慰，可能有些過頭了，鮑比也只能給我這麼多。在家的時候我非常依賴他。你們沒有人看過這樣的我。你們只看到我總是繃著臉，卻沒有看到我回到家會對著他大哭，因為我不知道在這裡能不能成功。但後來我開始覺得，鮑比不知道要怎麼幫助我，所以我必須找其他人幫忙。這不是我第一次和原本應該是我老師的人有太深的情感連結。」

「以前也發生過？」

「多數時候我都很緊張，你可能沒有注意到。當某個人清楚表明他們會告訴我該怎麼做，對我感興趣、不斷稱讚我，我就會很喜歡這個人。這不是愛情，完全不是。這種感情比愛情還要深刻。」

「那麼鮑比是哪種人？」

「鮑比已經盡力了，但有時我覺得自己得了精神官能症，我總希望自己是最優秀的、希望做到最好，這已經超出他的能力範圍。」

「怎麼會這樣？」

「我們從高中時就在一起。他是一部分的我，一直都是如此。我們一起長大，但感覺我們就像兩個努力求生的小孩。我們一起走過風風雨雨，不斷擔心受怕，在這世上有人同行，總好過獨自一人。但是，如果有人可以告訴你該怎麼做，那又另當別論了。」

「還有，他為什麼老是不開心？」

她冷笑了一聲，感覺有些突兀。

「你說得沒錯！為什麼他老是悶悶不樂？我們住在波士頓這個偉大的城市，現在正是我們人生的黃金時期。他不需要工作，沒有小孩要照顧……」

她停頓了一會，皺起眉頭。

「怎麼了？」

「上個月我懷孕了。」

我瞪大了眼睛。

「這不在我們的計畫中。但它就是發生了，只是後來又沒了。」

「艾琳，我很遺憾。」

「沒事。我的意思是原本應該什麼事也沒有；我們還年輕。我們也還沒準備有孩子，所以這樣可能是最好的結果。但事情終究發生了，我沒辦法忘掉。這一路走來我一直很沒信心，每分每秒都懷疑自己是不是做對了，但我必須假裝是。如果我假裝得夠好，或許往大處想，最終我會在這個學術領域成為超級明星。對我來說，加入這個訓練課程，我就能更進一步征服學術世界。我將成為大名鼎鼎的人物、發表著作、擁有非常多頭銜。或許還可以成為專家，大家願意聽從我的意見。」

「這正是我想像中的你。你是我們班上最聰明的人，我從沒有看過像你這麼努力的人，」我說。

「是啊，但也只是這樣。當這個非常微小、幾乎看不見的胚胎成形時，我真的覺得終於不用再假裝了，雖然我們只相處了幾星期。我覺得我們兩人可以靠自己過生活。我想要照顧這個小東西，這讓我清楚意識到我究竟是誰，那種感覺真的很好。我想或許比起其他東西，我更需要那種感覺，」她說，眼神望向四周。

「所以你會再試一次？」

「我不知道。我甚至沒有告訴鮑比我懷孕了。」

我張大眼睛看著她。

「我知道這樣很糟。我不知道他會有什麼反應。我們倆一起生活、成為一體，就已經很吃力了，他覺得必須努力抓住我，我才不會跌下去。所以我們要如何照顧一個小孩？當然，等到我想好該怎麼說，還是會告訴他，但是我已經流產了，所以一切都結束了。」

「我不是專家，但我想這些感覺會一直持續，而且告訴你先生或許是好的。」

「我知道，我會跟他說，只是——」

此時突然有人敲門。檢查人員告訴我們有新病人住院，是從急診部轉過來的。

「誰要接？」他問。

我和艾琳四目交接。她剛剛聊到自己需要受到照顧的那段話，一直盤據在我腦海裡揮之不去。

「我來。」我們兩人異口同聲地說。

我們都笑了，然後我起身。

「這個我來。」

「謝謝你，亞當。」

瑞秋：我凌晨五點醒來
瑞秋：睡不著
我：是啊，我看到你在奇怪的時間點玩交友填字遊戲（*Words with Friends*）
瑞秋：我猜你已經連續好幾天只能在晚上九點睡覺
我：好消息是，如果你明天凌晨五點起床，就可以直接去上班，而且在早上查房之前寫完所有紀錄
我：然後接下來的時間就可以做你想做的事
瑞秋：沒錯
瑞秋：但是，還是離不開工作
瑞秋：我討厭當醫生
我：但我想你改變不了什麼
瑞秋：是啊
瑞秋：只要看看我的貸款
瑞秋：哎

我：至少要在這裡撐到你可以開始兼職，拿到符合市場水準的醫生薪水

瑞秋：也是

瑞秋：我確實想過兼職，這樣或許就可以自己住，不用找室友分攤房租

我：都沒什麼好看的電影

瑞秋：你看過《龍紋身的女孩》（*The Girl With the Dragon Tattoo*）嗎

我：沒有

瑞秋：我不知道自己能不能耐著性子看完

我：是啊，不知

我：我父母很喜歡這部電影，但是誰知道這電影對你來說有什麼意義

瑞秋：哈哈

瑞秋：我喜歡書

瑞秋：我沒興趣看瑞典版本，但是應該「真的很好看」

瑞秋：我們可以看3D版的《丁丁歷險記》（*The Adventures of Tintin*）

我：不想

瑞秋：我現在想吃爆米花

瑞秋：你想要看一點鐘的《龍紋身的女孩》嗎

瑞秋：我覺得好無聊

我：好啊

瑞秋：芬威劇院見

我：好，我還要處理一些事情，到時候見

18 瞌睡蟲只能當魯蛇
Snoozers Lose

名叫查理（Charlie）的病人已經在接受精神科治療，但這是我第一次見到他，我也明白我們兩人都不希望再評估一次。但是他說話時的遣詞用字已經決定了一切，這並不是我能控制的，他曾經表達過「有條件的自殺意念」（conditional suicidal ideation），表示如果手術顯示他有癌症，他就會結束自己的生命。他確實得了癌症，也就是說他接受手術時，會有一對一看護員陪在身邊，另外還會有一張粉紅單，代表他不能自由離開，即使「違背醫囑」也一樣。動手術之前，查理告訴一名相識多年的精神科主治醫師，他害怕自己會死於癌症，寧可在自己還有能力的時候，自我了結。我想那名醫生已經回家和家人團聚，不過她有留言交代外科醫療團隊，如果活體組織切片發現癌細胞，就應該緊急進行評估。

我收到呼叫要我去看看查理，因為我是當天值班的第二年住院醫師。雖然我從沒有見過這個病人，也還沒有受過完整的正式訓練，不熟悉如何在病房進行精神科會診，但是我仍要負責評估，確認他是否真的會傷害自己，同時看看我能否進行某種治療性接觸。我會盡力完成前一項工作，因為我能做的也只有這些。結束面談後，按照慣例我應該打電話給資深住院醫師，以及在家待命的主治醫師，向他們報告這個病例。精神科住院醫師、主治醫師和我們的病人之間，一直保持這種微妙關係。即使我們在病房內和病人共同做出決定，仍要向更高層確認，所以通常我們會避免當場對病人做承諾，以免病人看穿我們只是下屬、不能做任何決定。這次的情況也一樣，當病人的情況開始有些起色、有能力說話時，已經是大半夜。

「你到底是誰？一開始我只有看到這個女看護員，」他指著一對一看護員說道。「現在是道奇・豪瑟（Doogie Howser）醫學博士〔3〕過來。你想要什麼，道奇？」

「我是亞當・史登。史登醫生。」

「好吧，亞當・史登。史登醫生，你為什麼在這兒？」

「你的外科醫療團隊要求我和你談談。」

「你是外科醫療團隊的人？」

我搖頭。

「那你他媽的是哪個團隊？」

「精神醫學。」

3 譯註：美國電視喜劇《天才小醫生》的主角，劇情描述一名青少年天才在當上住院醫師之後，如何兼顧工作和生活。

「噢，媽的。滾出去。」

「不行，他們要求我來幫你評估。」

「幫我評估？是要評估這個，」他邊說邊抓著他的褲襠。

「我知道你今天不太順利。除了必要程序，我也不想浪費你太多時間或體力，但是我需要幫你評估。」

「為什麼？」

「好吧。下樓前，你曾告訴你的精神科醫生格利登醫生（Dr. Glidden），我認為——」

「你認為？沒錯，是格利登醫生。」

「你告訴她，如果是癌症，你會自我了結。」

他的臉色瞬間變得陰沉，我當下就知道，從沒有人這樣對他說話。真是**他媽的**，我心想。

「是，是癌症嗎？該死，我一點也不覺得意外。所有徵兆就在那，我只是……」

他開始掩面哭泣。我從沒有聽過如此沉重、深刻、幾乎是發自內心深處的慟哭。我望著那名一對一看護員，她應該要知道如何回應，不過她只是將頭埋進報紙裡。我有股強烈衝動想把手搭在他肩膀上，甚至張開雙臂擁抱他，但因為某個原因我忍住了。根據精神醫學治療原則，我們應該避免與病人有身體接觸，在多數情況下，這麼做確實有充分理由。即使是基於常識和出於同理心，你都認為應該伸手搭在病人身上，但是在接受住院醫師訓練時，我已經學會凡事要小心謹慎、三思而後行。

「很抱歉，」我小聲地說，幾乎是低聲細語。

他依舊大吼大叫，情緒還是非常緊繃。

最後，我打破規範，把手放在他肩膀上。查理個頭高大，年約六十多歲。他讓我想起自己的父親，雖然我的舉動不太妥當，但確實有安慰到他。當我手部的重量落在他肩膀上，他立即停止哭泣、身體往後縮，緊接著又向前傾，抬頭看著我。

「謝謝你，我現在沒事了。」

我重新靠回椅背坐著，等待他開口說話。

「癌症。真是他媽的混蛋。我太太會殺了我。她總是叫我好好照顧自己，少喝一點、多運動。我只是沒有想過這會發生在我身上。」

「你知道任何預後結果嗎？我想大概沒有，因為還沒有人跟你談過這個問題。」

「嗯，沒有，但就我所知，沒有太多**好的**肝癌案例。」

「有道理。我要問你一些問題。現在對你來說，哪件事最重要？」

「什麼意思？」

「嗯，我們只知道你得了肝癌，但是知道得不多。不過，那部分已經不是我們能控制的。我想要和你一起思考哪些因素是你能控制的。」

「比如什麼？」他問。

「盡可能維持生活品質。避免痛苦。照顧好家庭。就這些事。」

這真的超出了我的能力範圍，但我們兩人似乎已經建立了連結。他提到，他和太太曾想過一起旅行，但是幾年下來不斷延期，或許終有一天他們倆可以結伴旅行。他說希望自己可以活到看到兒子結婚。

「感覺你還得為很多事情努力活著。」

他點頭。

「你跟格利登醫生說過一些話，」我開始說道。

「忘了，」他說。

「不，我不能忘，我的工作就是要嚴肅看待這件事。你有充分理由忘記這些事，而我不想刻意淡化。不過我必須知道，現在你自己一個人是否安全。」

「今天我不會出事。我什麼事也不會做。」

根據之前的訓練，在進行精神科風險評估時，這種安全協議通常很薄弱。依據新的診斷報告，他有許多重大危險因子可能導致自殺，包括他的年紀超過六十歲，而且是男性。但是我的直覺告訴我，他暫時不會做他之前揚言要做的事，而且從他目前的婚姻狀態，以及凡事預想到未來的性格傾向來判斷，的確是如此。我確信他家裡沒有槍枝，不過即使是一條普通的繩子也可以致命。他家族沒有任何人自殺，在許多案例中這是非常關鍵的因素。

「你會把我送到精神病院嗎？」

「我想你不屬於那裡，」我說，「你自己覺得呢？」

他搖頭。

我還需要更多資訊，就算是件小事，都能讓我有更充分理由將他移出自殺觀察名單。

「明天早上我會來這裡處理一些事，我大概會在中午前完成。在我回家前，我能過來看你嗎？」

「可以。」

雖然教科書沒有這樣寫，但是他願意承認，希望隔天有人陪他、讓我來看他，這讓我放心多了。

「好，我會再過來看你。」

但是，我忘了大夜班會診時必須謹記一項重要規則：跟主治醫師報告之前，不能對病人承諾任何事情。我們的精神藥理學老師斯特蘭德當天也正好值班。我向他報告病人狀況，一一列舉所有有利於解除自殺預防措施的資訊。

「這真的很難決定，我覺得情況不太樂觀，」他說。「晚上還是繼續觀察吧，等到早上再讓格利登來評估。」

「我覺得這樣真的會嚇到那個人。我不確定他還能不能信任另一個精神科醫生，」我說。

「就今天晚上，安全比較重要，總好過事後感到遺憾。晚安。」

他掛斷電話，接下來我的工作就是回到查理的病房，向他解釋他的一對一看護員至少會在醫院陪他過夜。

「他媽的那個人自以為是誰？」

「是我的錯。我不該在還沒確定我們可以解除預防措施之前說任何話。」

他顯得頗不以為然。

「我明天還是可以過來看你，對吧？」我問。

他點頭。

「那好，想辦法找時間休息。」

我垂頭喪氣地離開病房，沿著走道走去搭電梯。時間大約是凌晨三點，沒想到我已經做完我該做的工作。我走去值班休息室，坐在桌前。我看著時鐘滴答滴答地走著，過了兩分鐘便上床睡覺。再過兩個小時，街角那間貝果店就會開門營業。我閉上眼睛，感覺似乎經過很久，我抬頭看時鐘，凌晨五點零五分。我立刻跳起來，穿上鞋子。每日必備的咖啡因、美味可口的複合碳水化合物正等著我。

在我走去貝果店途中，正好碰到狡猾尼克，我們兩人一起穿越馬路。他就是一年前在我新生訓練第一天，跟我敲詐了二十美元的那個騙子，之後我和他見過五、六次，不過我們一直避免眼神接觸。但是當天清晨我還沒有完全清醒，我竟然刻意放慢腳步和他打招呼。

「早，」我嘟噥地說。

「今天會很熱，」他立即接話。

「你要冰咖啡還是其他飲料？」

「如果你有的話，我想要二十塊，」他眨眼笑道。

「我值班時通常不帶現金，」我說，「真的，我是說真的。」

他只是聳聳肩。

「祝你今天一切順利，醫生。」

當我走進貝果店，有個人已經排在我前面。她也穿著手術服，看起來和我同齡。我們倆睡眼惺忪地看著對方。

「真不敢相信我竟然不是第一個，」我開玩笑地低聲抱怨。

「等一下。」

收銀台後方的女生給了她一杯熱騰騰的咖啡，她小酌了一口。

「你說什麼？」她問。

她雖然看起來很累，但是表情溫和，看起來像是對全世界釋放出善意。

「我已經等了一整晚，希望搶到頭香，沒想到睡到五點零五分才起床。」

「瞌睡蟲只能當魯蛇，」她聳肩回答。

「我想你的意思是，**如果你打瞌睡，你就輸了**，」我說。

「你是在用男性身分對我說教，跟我解釋什麼是打瞌睡？」

「我沒有那個意思。嗯，這個時候絕對不是。我是亞當。」

「我是潔西（Jessie），你剛結束輪班？」

我點頭。

「我是精神科住院醫師。你呢？」

「事實上我才剛開始輪班。」

「早上五點？」

「我習慣在查房之前的預備查房（pre-order）〔4〕前，先去探視病人。」

「啐，這是我聽過最糟的工作，」我說。

蕾貝卡曾告訴我，可以仔細觀察住院醫師結束值班後、在睡眠不足狀態下，會有哪些行為表現，幾年後當他們逐漸失智時也會出現類似行為。有些人會開始滿腹牢騷，還有些人會變傻。至於我，則是變得大膽、放得開。

「嗯，一年中只有兩個星期要負責照顧住院病人，所以我必須確定我沒有殺人，不然真的會發生悲劇，很難堪。」

「兩個星期。」

「是啊。連續兩個星期在安寧緩和病房上班，這是我們部門的要求，其餘時間我是疼痛專科醫生。」

「疼痛專科醫生？類似主治醫師？」

「是啊，就像主治醫師。」

沒想到我正和一名主治醫師聊天。她非常接地氣，不會指示我去做什麼或試圖教導我任何事。我只是沒料到她或許是已經完成訓練的醫師。我覺得自己踰矩了。雖然她在不同領域工作，可是我覺得邀請一位主治醫師出去約會似乎不太妥當，但她的表情持續對我釋放善意。剛結束值班的大清早，我就在睡眠不足、精神錯亂的狀態下，決定約她出去。

「我知道這聽起來可能有些魯莽，但我想問你，是否願意找一天和我喝一杯。」

「我正和你喝一杯啊。就是現在。」

她看起來有些困惑，我的心情瞬間跌至谷底。

「我開玩笑的，亞當，就直接約吧。」

4 譯註：在跟主治醫師一起查房之前，住院醫師會先自行探視病人，檢查病人各項檢驗數據和紀錄。

她拿起我的手機，輸入她的電話號碼。

「你先睡一會，之後再打電話給我，我們再討論吧。」

之後我感覺整個人輕飄飄的。我知道我和瑞秋不可能有任何發展，所以現在非常需要一劑強心針。潔西已經是一名主治醫師，而且對我有好感，我感覺有些飄飄然。進入醫學院之後，我就不斷被灌輸一個觀念：學生、住院醫師和主治醫師的互動，應當遵循某種長幼尊卑原則，雖然我們並非真正在一起工作，但是彼此的權勢地位有明顯落差，因此更讓人覺得充滿危險、更有挑逗性。

我順利完成交班紀錄，探視完南四大樓幾位病人之後，就準備回去探視查理。我搭電梯上樓，整個人還沉浸在與潔西相遇的亢奮中，這時一名眼神疲憊的女子對著我自我介紹。

「我是查理的太太，你是那個精神科醫師？」

「喔，呃，是啊。我猜我是那個精神科醫師。」

「你猜？你昨天是不是和我先生談過話？」

「是……的，是我，」我結巴地說道。

我很緊張，很怕她會賞我一巴掌，因為我讓她先生像人質一樣繼續留在精神科，失去任何權利。

「我想親你一下，」最後她說。

「你說什麼？」

「不論你對他說了什麼，確實改變了他的想法。有好幾個星期他一直說，如果得了癌症，他就要自我了結。但是他現在卻說想要奮戰到底。」

這真的讓我有些意外。我完全不記得自己跟查理說了什麼能改變他態度的話。

「我想他或許只是需要有人在他心情不好時陪他一會，我很高興自己能為查理做到這一點。」

「我也是，感謝你。」

我們一起走出電梯，回到查理的病房。他正坐在一張椅子上，邊喝咖啡邊看報紙。我坐在他旁邊，他告訴我前一天晚上紅襪隊比賽的得分。

「真不敢相信，我竟然錯過這場比賽，」他搖頭說。

他抬頭看我。

「你看起來很累，孩子。你可以回家了嗎？或是還有其他事？」

我點頭。

「那就趕快離開這裡！」

我和他握手，走出房門。就和之前的會診一樣，我不知道是否還會見到這些病人。我沒辦法確定查理會變成什麼樣，希望能有最好的結果。

19 告訴我你為什麼來找我看診
Tell Me What Brings You into the Office

班上同學開始在某些地方站穩腳步，例如南四大樓和精神科病房，但我們依然覺得自己只是冒牌精神科醫師，部分原因是我們不知道要如何進行「談話治療」（talk therapy）。學習對病人進行心理治療和學習滑冰有點像，你必須實際去滑冰，摔過幾次才能真正學會。第二年訓練課程一開始，我們有機會認識部門的一位女性：梅格．穆克（Meg Mook）。身材高䠷，頂著一頭火紅色頭髮的穆克醫生，實際上擁有心理學博士學位，雖然不是精神科醫師，但是和其他許多醫學博士相比，她在談話治療方面受過更完整訓練、實務經驗也更豐富。她不是精神科醫師，但是在精神醫學部門已經成功晉升到高階職務，所以我認為這名女性必定是真正的心理學大師。未來一年我逐漸認識她，她除了專業才能備受肯定，還擁有和大家建立良好關係的出色能力，或許這也是為什麼她有辦法在哈佛大學頂尖系所、充滿挑戰的人際關係實驗室裡生存下來。她只不過展現出善意和同理心，就徹底消除了我們所有人內心的不安和緊張。自此之後我學會，當我們採用的技巧和方法無法發揮作用時，就要提醒自己，只要展現出我們在穆克身上看到的善意和同理心，通常能達成效果。

穆克在第一學期的授課，兼顧了整體架構與細部重點。我們討論了不同治療方法的理論和基本原則，某些治療方法以揭露潛意識衝突為主，例如心理動力和心理分析方法。另一些方法，像是認知行為治療，則聚焦於更具體的概念，例如改變思考和行為模式，最終與自身情緒建立更良性的關係。另外有些治療方法從人際關係切入，還有些方法則關注心理與身體之間的連結。

我們也討論了每個人都遇過、而且非常基本的執行面問題。當你從候診室回來，你要對病人說什麼？你要如何就座？要如何開始？如果問完問題，該怎麼辦？類似這些問題和另一些問題，並沒有單一標準答案，但是我們可以遵循一套準則，然後根據你選擇的治療方法以及希望達成的效果，適當調整做法。透過上述方式，病人能夠更深入理解自己的內在生活，提升生活品質，消除心理壓力。但是，許多人對精神醫學常有錯誤認識，和真實情況相差甚遠。這不是輔導、花錢租朋友，也不是「不論是什麼問題，源頭就是你母親」這麼簡單。

在你走去辦公室途中，和某位病人在走道上聊天或許很合理，但是對另一個病人來說，這可能是侵犯他們的隱私。某個病人或許可以接受某種座位安排，但另一個病人可能會選擇完全不同的安排方式。有時候沉默是很有用的一扇窗，能夠讓我們真正理解病人隱藏在表象經歷之下的真實感受。

雖然我從梅格身上學到了更多，但是我開始進行第一次療程時，還是顯得非常笨拙。一開始我向病人說明，我希望這次治療能為他做什麼，病人皺著眉聽我解釋，等到我說完，他也只是點點頭，顯然並不認同。我決定再也不要這樣開場。後來我改變做法，問病人一個問題，像是「**告訴我你為什麼來找我看診**」之類。我很快就發現，如果我用這種方式開場，然後花點時間聽病人怎麼說，往往能得到許多重要的臨床資訊，不需要另外提出其他問題。醫學院學生多半習慣使用填空法了解病人的病史，但是我採取的方法反而最有效率，能讓我清楚知道病人真正在意哪些事情，這是整個治療過程中相當重要的關鍵。

我的病人耐著性子聽完我自言自語之後，我們兩人一語不發地坐了幾秒鐘。梅格曾說過，一名稱職的治療師不會因為長時間沉默而感到不自在，但是在當下，我真的無法想像，我要如何輕鬆自在地度過這段沉默時間。我的內在世界開始崩塌，我感覺臉頰泛紅、心跳加速。我曾經拿自己的生涯做賭注：精神科門診將會是我這輩子真正想做的事。但是第一次療程開始僅僅過了三分鐘，我就受不了了。

我感覺自己就像一隻離開水的魚，技巧笨拙、神色慌張，雖然我知道，病人理解我還是新手，但這並沒有讓我覺得好過一些。我沒有刻意透露他是第一個接受我治療的病人，但他知道我只是個菜鳥住院醫師，沒有自己的辦公室，所以每次和他碰面時，我得先找到沒人使用的辦公室簽名登記，因此每星期我們都要努力適應新環境。住院醫師多半有指定的辦公室，位置就在精神醫學部的內側走廊上，沒有窗戶或任何自然光。經常要在這間特別辦公室工作的醫生，已經盡可能利用燈照或主題牆（accent wall）〔5〕等方式改善室內氣氛了，但整體感覺還是非常**簡陋**，跟我在電視上看到、裝潢奢華的精神科醫師辦公室相比，簡直天壤之別。

我們都很想消除彼此的隔閡，兩人不約而同地開口打破沉默。

「你先說，」我說。

「我之所以來這裡，是因為我認為我太太恨我，」吉姆說。

他的外貌普通、體重正常、身高一般，和我同齡，留著一頭濃密的頭髮，只不過前額開始有些稀疏。得知至少就時間長短來說，我們兩人的生活經驗相當，這讓我感覺不太舒服，但現在他卻跑來向我求助。我是誰，憑什麼能幫助他？我感覺自己就像冒牌貨。

「再多告訴我一點，」我說。

這是很好的開放式回答，等於邀病人說下去，不僅不帶任何立場，還具有鼓勵意味。

「嗯，和我一起生活很不容易。我對人很嚴厲，因為我對自己和身邊的人期望很高。別人常令我感到失望，如果某個人讓我失望，我就會變得很粗暴。我不是指動手動腳，我不會虐待別人或做出類似行為。別那樣想。我只是覺得很挫折，而且我要確保他們知道。我太太

5 譯註：一面牆的油漆顏色、牆面材質或裝飾與其他牆面不同，增添室內設計的變化和趣味，帶給人強烈的感官印象。

蕭娜的性格和我很不一樣。她個性溫順、膽小，只想著不要惹怒任何人，平安度過每一天。看她這樣過日子，真的會讓我氣得半死。但後來我努力停下腳步，重新回想我們兩人是怎麼生活在一起的，我發現我從來沒有幫過她。我只是在利用她的弱點，卻完全不自覺。我似乎常對她發火，即使她根本沒有做錯事。所以後來她變得憂鬱，我覺得很內疚、很慚愧。我開始覺得自己真的是人渣。我一直是個人渣，但多數時候我假裝自己不是，以為自己是好人。每當蕭娜和我為此再次吵架（這經常發生），我們倆都覺得很痛苦，痛恨自己和對方。我不知道能要你怎麼解決這個問題，但是我真的需要幫助，因為我自己一直解決不了，不知道該怎麼辦。」

我已經累積足夠的專業醫療知識，所以很清楚他描述的情況正是典型的自戀型人格。自戀型人格通常會表現得沾沾自喜、喜歡虛張聲勢，但是在這些表象下，他們會因為自身的不完美，覺得痛苦難受。自戀的人面對外在世界時，總會用驕傲自大武裝自己，但是在接受治療時卻又渴望揭露自己，覺得自己和那些希望全世界都圍繞著他們打轉的人渣沒兩樣。

如果是缺乏經驗的治療師，直覺反應會是根據自己在醫學院所學進行治療。我可以向他解釋，他其實是自戀型人格，必須盡快改變自我認知，只需要十五分鐘就能治癒。但是梅格曾明確告訴我，最好等到你和病人建立情感連結，再跟病人解釋。如果我在第一次療程期間告訴吉姆，我知道他的問題出在哪，很有可能會冒犯他，導致他怒氣沖沖地離開，或者認定我是庸醫，不知道自己在說什麼，然後再也不願回來看診。梅格提醒說，直到我們和病人之間形成治療同盟（therapeutic alliance）關係，再向病人說明，病人雖然會因此經歷自戀心態受挫（narcissistic injury），但是可以透過治療逐步修復。我想了一下梅格曾經教導我的方法，決定先不提出解釋。

每次吉姆停止說話，我都會等待幾秒鐘，然後請他**再多說一些**。十五分鐘療程期間，我得到非常多訊息，更了解他的生活，還有他與蕭娜之間的關係。我看到他頭部後方的時鐘，發現我們已經超時了，但是他還沒說完。我不想在這時打斷他，但我知道這是我的工作，我必須嚴格遵守治療時間。有人告訴我，一定要有明確界限劃定我們的工作範圍，進行長期治療時這一點非常重要，特別是面對那些無法遵守外在世界規則和規範的病人。我等了兩、三分鐘，才鼓起勇氣打斷他。

「很抱歉，吉姆，我必須在這裡打斷你。這星期的治療時間到了。」

「哇，好吧。嗯，謝謝你聽我說這些。我感覺身上的負擔減輕了一些。希望明天可以過來繼續接受治療。」

「我們就約下星期同樣的時間好了，」我回說。

「噢，好的。可以。」

我們兩人握手，接著他轉身離開。之後我還要填寫紀錄、開帳單，但是我花了一點時間盯著天花板，想著自己終於達成了重要里程碑，順利完成第一次療程。但是，在想到未來還有無數次療程等著我、會有接不完的病例、而且病人遲早會期望我能夠真正幫到他們，我臉上的笑容漸漸僵住。我希望未來我能學會如何幫助他們。

瑞秋：哎呀我喝醉了

我：需要有人幫你把頭髮往後攏嗎？

瑞秋：我還沒有那麼醉

我：哈

瑞秋：有點頭痛

我：好玩嗎？

瑞秋：真的很好玩

瑞秋：有很多很棒的食物和酒

我：嗯

瑞秋：哎，我覺得這星期其實沒必要去上班我：住院醫師領薪水就是要照顧病人，對吧？

瑞秋：如果我不在，費寧頓會殺了我的病人

我：哈哈哈，是故意的嗎？

瑞秋：不是

瑞秋：他會說，喔，我們應該每星期三重新檢查絕對嗜中性白血球數

瑞秋：我會說，啊，事實上我都是在星期一檢查，昨天她的絕對嗜中性白血球數是2

瑞秋：然後他會說，噢

我：所以如果你不去上班，有人會死。這就是你的動機

瑞秋：開始給她服用鋰齊寧好了

瑞秋：我會說，她會過敏

瑞秋：所以我們可能要查明原因

瑞秋：週末你都在做什麼

我：沒做什麼

瑞秋：電痙攣治療結果如何

我：還不錯，梅西讓我處理所有事情。我已經看過數十個病例，我想我自己可以處理。

瑞秋：有點讓人擔憂

瑞秋：明天你願意幫我代班嗎

我：好啊

瑞秋：嘿，謝謝你。

瑞秋：我猜費寧頓根本不會發現

我：如果你幫我代班，梅西也不會發現

我：這是完美犯罪

瑞秋：我得去睡覺了，但我不想

我：你不需要

我：時間還早

瑞秋：週末跨年夜我們應該再去滑雪

我：為什麼

瑞秋：因為有一年我去滑雪，覺得很好玩。

我：看看今年情況如何，再規劃明年的行程

我：我們需要事先採買食物嗎？還是在當地買就好？

瑞秋：我想關和絲維特拉娜星期五或許可以去買，如果他們不累的話我：還有，我要開車載你嗎？還是你要和關一起？

瑞秋：要我選的話，我會跟你一起，不過如果車子不夠，我可能會開車

瑞秋：要是下雪，我的車可能會拋錨

瑞秋：還有，如果我們要去載絲維特拉娜，我會殺了她

瑞秋：我們去載米蘭達好了

我：我們應該先規劃一下每台車的駕駛是誰、負責去接誰

瑞秋：哈哈

瑞秋：我不知道他們想不想去滑雪

瑞秋：我想米蘭達可能會說她只想去半天

瑞秋：我也是

瑞秋：除非天氣不好

瑞秋：或是我們累癱了

瑞秋：但是我想，如果我們大老遠跑去那裡，應該要去兩天

我：如果我們真的累癱了，就去不成了

我：如果我覺得很累，就不會去滑雪，我就是這樣

瑞秋：別像隻病貓

瑞秋：為什麼你會覺得累

瑞秋：電痙攣治療訓練是選修

瑞秋：你不需要做任何事

我：我要處理很多你不知道的事情

瑞秋：我知道所有事

瑞秋：尤其在我趁你不注意時，解鎖了你的手機之後

瑞秋：對了，如果你願意給我你的密碼，這是最省力的方法

我：然後我們就不用再見面了

瑞秋：晚安

20 無法抗拒送中餐的吸引力

The Irresistible Lure of Delivering Chinese Food

和潔西敲定約會時間真是一大挑戰，因為我們兩人的行程很難配合。事實上，我們的關係進展緩慢，一來我們一直找不到兩人都有空的晚上，再者是我們都很被動。我們倆天生就不是善於主動推進關係的人。就在我和她碰面一個月後，我發現自己還沒有真正和她接吻過，頂多跟她道「哈囉」和「晚安」。這未免太奇怪了，我心想。我們依舊固定約會，繼續規劃每兩星期共進晚餐、看電影、在酒吧喝酒聊天。我在想，她會不會是我這輩子想要共同生活的那個人。我們逐漸邁入三十歲，許多朋友的身邊早已有了伴，我感覺我倆的約會生活即將邁入下一個階段。我們開始從長遠角度認真思考，這段關係究竟有沒有發展的可能。

對於未來伴侶應具備哪些條件，潔西條列了一份完美清單、逐一檢查。她長相漂亮，個性善良，談到自己的家庭時總是帶著崇拜語氣。她父親也是醫生，所以我們之間擁有某種共通文化。不過我們兩人都是醫生，同樣出身醫生家庭，所以醫師文化實際上已經存在我們血液裡。更重要的是，她的笑容讓我有安全感，她聰明機靈、工作認真。我感覺，未來她會是個了不起的母親，因為她天生富有責任感、很有愛心。我想她的父母一定也是因為這些原因，非常寵愛她。

「她人真的很好，」我對瑞秋說，她正坐在我家沙發上吃冰淇淋，眼睛盯著超大型平板電視螢幕。

「啥？我正在看這節目，噓。」

瑞秋的公寓看不到有線電視節目，因此每星期有幾天晚上，她會直接跑來我家看；現在她可以很自在地窩在我家沙發上。

到了下一輪廣告時間，我重複剛剛的感想。

「她人真的很好，我是說潔西。」

「她是誰？」

「我正在約會的一個女生。她現在是主治醫生。」

「在精神醫學部？」她睜大眼睛問。

「不是。在安寧緩和病房。」

「喔，那就沒那麼令人反感了。」

「我感覺有點興奮，」我說。

「嗯，太好了。」

她將身體轉向一邊，然後把腳放在我的膝蓋上。

「所以我應該要做什麼？」

「你可以幫我揉一下，」她回答。

「你渾身是汗地坐在我的沙發上，吃我的冰淇淋，還要我幫你揉腳。現在你是我太太嗎？」

「想得美，」她回說。

我們兩人都看著前面的電視機，螢幕裡一群殭屍正在攻擊一座城市。

「我和那個內科醫生後來不了了之，」她語氣平靜地說。

我猜想，她是不是正在向我表達之前從沒有開口對我說的話，但是現在我下定決心，不讓自己再度深陷其中。她對你沒有好感，我提醒自己，如果真的會發生什麼事，在墨西哥早就發生了。

「我還要吃香草冰淇淋。等一下。」

我站起來走去廚房，給自己一些空間。

「嘿，可以順便幫我拿一些彩虹米嗎？」她喊道。

「好啊，老婆。」

「噁心。」

❖

大概就在和潔西第六次或第七次約會時，我發現一到晚餐時間，我就很容易感到挫敗。當她說隔天一早還有行程，因此晚餐後要直接回家，我決定直接說出我的擔憂。

「潔西，你有沒有發現我們的關係有點……」

但是我想不出正確的字眼，我想說的是進展實在太緩慢，慢到連我自己都不可置信，但我不想讓她覺得是她欠我的，我知道我們兩人都有錯。

「有點什麼？」

「你知道，就是，也不完全是緩慢，只是不……」我再度撞牆。「你之前談戀愛都是這樣嗎？」我問。

這問題嚇到她了。

「呃，我沒有太多戀愛經驗。」

「真的？」

「為什麼這麼問？你有嗎？」

「我談過幾次戀愛。我的意思是，在當住院醫師之前，我有個認真交往的女友伊莉安娜。」

「從大學開始？」

我點頭。

「念醫學院的時候，我和她同居了幾年。所以才會有馬古。」我說。

「就是那隻總會乖乖聽你說話的豬，馬古？」

「是天竺鼠，但你說得沒錯。」

「我跳了一級，後來又跳了一級，然後加入了這個結合大學和醫學院教育的速成訓練課程，所以我和其他同學並不是真的同年。成為住院醫師之後，我總覺得自己是局外人。我完全沒有機會約會，但至少可以把心思放在工作上。」

「哇，所以你到現在都沒有談戀愛？」

「沒有，如果不算六年級的喬伊。不都是這樣的嗎？」

「我鐵定不是這方面專家，」我說，「但是我覺得，一開始熱戀期通常會比較熱情，偶爾可能會過夜。」

「過夜？噢，我六年級的時候有過。」

我假裝微笑。

「好吧，我知道你的意思了。但是今天我真的不能過去，但下次我——」

我一定是瞬間臉色大變，因為她停頓了一會，開始在心裡盤算。

「或許今晚可以。」

「太好了。麻煩買單。」

我開玩笑地假裝向一位我憑空想像的服務生示意。

• • •

等到下一次瑞秋值班結束，我忍不住和她聊起最新進展。

「當我知道她談戀愛的經驗不多，感覺好多了；我很開心她願意遷就我。」

瑞秋盯著電視螢幕。這次她把小腿放在我的膝蓋上時，我本能地開始揉她的小腿。

「我不知道我們這麼來電，我是說身體上。無論如何，現在還沒有進展，但我希望——」

「嘿。」

「啥？」

「我不想聽。」

我大吃一驚。這個女人之前一直希望我能按時告訴她網路約會的最新進度。

「我正在看電視。你可以等到其他時候再告訴我。」

❖

接下來幾星期，我更加努力想讓我和潔西的關係更進一步，但是她的行程很難配合。某天晚上，她說八點左右會過來做千層麵。我不喜歡千層麵，事實上就一位成年人來說我特別挑食，一般大人愛吃的許多食物我都不愛。儘管如此，我還是迫不及待想要和潔西相處，所以我同意她的計畫，沒有提出備案。如果我希望這段關係有成功機會，就必須在某個時間點讓我們的關係成功升空。

八點鐘到了，又過了，接著是九點。後來她終於傳來簡訊。

抱歉，被今天最後一位病人拖住，結果搞到很晚。你想要另外約時間嗎？

我知道我應該回答「是」。聽得出來她壓力很大、又很累。原本我就因為沒辦法固定和她碰面覺得很火大，現在她又遲到了一個小時，我的自尊心受到打擊，脾氣變得更暴躁了。

不，今晚過來。

後來她在九點四十五分到我家。她很餓，雖然我努力想要忍住，但那時候我已經吃了一點東西，所以沒什麼胃口。她又花了將近一個小時做千層麵，我繼續在隔壁房間生悶氣。我應該為她做晚飯，但是她之前曾表明，希望能在廚房親手煮一頓美味晚餐。她曾告訴我，她對自己廚藝感到非常自豪，她的廚藝好到足以當廚師。

我覺得自己就像結婚多年、上了年紀的丈夫，這感覺有些詭異。和瑞秋在一起的時候，我的角色是一名寵愛妻子的丈夫，但現在潔西在廚房裡忙著為我做晚飯，我卻完全不領情。

她做完千層麵之後，情況變得更糟。千層麵看起來很好吃，但是我不餓，而且量太多了，我估計大概足夠十二個人吃。潔西一直問我好不好吃。

「說真的，很不錯。只是我沒那麼餓，而且已經很晚了，」我說。

「你希望我離開嗎？」

「你可以留下，」我回道。

「我應該離開。」

我的臉一定又垮了下來，因為她趕緊插話試圖挽回。

「但是我會彌補你。」她說。

「沒辦法彌補了。千層麵很好吃！」

「不。我告訴你怎麼做。我們星期六可以碰面。那天我沒有任何工作行程。我可以在你方便的時間來你家，然後做我的特製雞。很好吃，我保證。」

「好吧，就這麼定了。我知道自己有點神經質，不過是白肉雞嗎？我真的不吃黑肉。」

她看著我，彷彿我是經過認證的怪咖。我當然是，但為什麼不事先告訴她我有些神經質，只喜歡吃某些食物？

「好啊，我可以做白肉雞，」她翻白眼說道。

「太好了，就這麼定了。」

她離開後，我幾乎立刻收到一則簡訊。

我很無聊。

是瑞秋，她正在值班。我登入系統和她聊天。

我：你不是在急診部支援嗎？怎麼會無聊？

瑞秋：我想大學正在放假。沒有令人心碎的女學生自殺通報案件。我已經把工作做完了，現在沒事可做

我：去睡覺

瑞秋：我想吃中式料理

我：我知道他們有外送

瑞秋：我沒有帶信用卡

我：值班的時候為什麼不帶信用卡？

瑞秋：值班的時候為什麼要用信用卡？

我：為了買中式料理之類的

瑞秋：你買給我

我：什麼？

瑞秋：拜託

我：現在是晚上十一點。你要我幫你送中式料理？

瑞秋：對啊

我知道，在瑞秋值班時送宵夜給她，已經超出了正常友誼範圍，但我就像飛蛾撲火般被她吸引。我似乎無力抵抗。我訂好餐，然後趕緊送去給她，我確定我的速度真的很快。

我拎著中式料理的袋子，快到醫院的時候，我在醫院外看到兩個熟悉的身影。第一個人是狡猾尼克，他對著我會心一笑。

「嘿，尼克。」

「醫生，那是要給我的嗎？」

「我想他們多加了一個蛋捲。」

「呸。不了，謝謝你，」他假裝嘔吐。

「你自便，」我回道，繼續沿著人行道走。

在醫院大門外我遇到第二個人，是蕾貝卡。「這麼晚了你在這裡做什麼？」我問。

「我姑媽住院了，護理師趕我出來，這樣她才能休息。」

「噢，希望情況不會太嚴重。」

「她會沒事的。你為什麼在這裡？你不是沒值班嗎？」

「說來話長，」我回答。

雖然事實並非如此。只要有機會可以和瑞秋待在一起，我似乎都不會放過。

「你是中式料理外送小弟嗎？我聽說有人兼差，但是我完全沒興趣。」

「是啊，你也知道，光靠菜鳥住院醫師的薪水很難過活。」

人行道上的街燈光線昏暗，我們兩人不發一語地站著，互相打量對方。

「好吧，再見，」我說，「希望你姑媽能很快好起來。」

「聽好了，我知道你是為了某個奇怪的理由來這裡，但是一整個星期我都在會診，實在太累了，所以就不管了。」

我笑著經過她身邊，直接走進醫院。我直接走去值班休息室和瑞秋碰面，希望不會遇見認識的人。

「等太久了，我不會給你小費，」她說。

我把袋子拿給她。

「還是沒事做？」我問。

「我值班的時候千萬不要這樣說。」

住院醫師都非常迷信，難得值班時平靜無事，很害怕壞了好運。

我們邊吃邊聊天。我告訴她，我和潔西最後一次約會如何搞砸了。

「如果我們結婚，我絕對不吃白肉雞，」她就事論事地說。

我們轉移話題，開始閒聊住院醫師的問題，例如：南四大樓新來的主治醫師費寧頓是不是在查房時睡著了，他會把手放在眼睛上，然後說：「要好好想一想。」我們相互爭論，米蘭達的新男友告訴她說他不「相信精神醫學」，這會不會是致命傷。瑞秋問說，我是否覺得艾琳最近似乎在休假，我只是含糊地回答，沒有告訴她我知道她前陣子懷孕了。吃完飯之後，接著就是幸運餅乾時間。我的紙條寫著：事實勝於雄辯。瑞秋的紙條寫著：愚蠢的男人要嘛只聽從自己的大腦，要嘛只聽從自己的心。

「這一定是給你的，」她說。

「為什麼？」

「我不是男人，」她回道。

我聳聳肩，拿走最後一塊幸運餅乾。

「這是我的，」她說。

但是我已經把紙條抓在手裡，然後揮動著不讓她拿到。我高高舉起紙條，就像在逗弄小孩。她衝向我，朝著值班休息室的床鋪方向追著我跑。我們扭打成一團，她拚命想要搶回餅乾，我的心跳逐漸加快，到後來她不再抓住我，開始對我搔癢。直到我們兩人停止大笑，才發現她幾乎整個人壓在我身上。

親她，你這個大笨蛋。

又過了幾秒鐘，她開始起身。

親她。

嗡嗡聲。

她的呼叫器響了。

「十九歲，從學校回到家。自殺。」

「我想我該走了，」我說。

「謝謝你的中式料理。」

「我想這是給你的。」

我把第三個幸運餅乾交給她。

她笑了出來，我走出門外。

瑞秋：下星期真令人期待。是時候慶祝我們又撐過了一年，我還是二十多歲！

我：有計畫嗎

瑞秋：沒

瑞秋：我想，我們可以一起外出吃晚餐，然後去我家屋頂喝酒，感覺很不錯

瑞秋：但是如果天氣不好，我不知道可以做什麼

我：我喜歡這個提議

我：如果天氣不好，我們的選擇也不多，除了酒吧和夜店

瑞秋：是啊，可能去酒吧

瑞秋：但是如果天氣不錯，可以來我這裡，在附近吃飯

瑞秋：如果天氣不好，我們或許可以去後灣（back bay）[6]的酒吧之類的地方，這樣就更有理由在附近的餐廳吃飯

瑞秋：我要看一下天氣才能決定地點

我：不過，這個計畫很好。你準備邀請多少人

瑞秋：我不知道

我：不管怎樣，一定會很好玩

瑞秋：是啊，等不及了。很需要放鬆。

6 譯註：後灣是波士頓最繁華的商業區，聚集許多高檔餐廳和精品商店，知名的地標三一堂（Trinity Church）和波士頓公共圖書館也在此區。

21 只是需要一些空氣 Just Needing Some Air

住院醫師訓練班的同學在一起相處四年，形成了一股特殊的凝聚力。自從團隊組成，同學之間就建立了良好的關係，大家心思單純、充滿渴望、天真率性。我們一起在醫療現場照顧病人，建立了深厚情誼。隨著時間累積，彼此之間更產生了革命情感，同學變成好友，各自看著對方努力提升各種能力，朝著自己的生涯目標邁進。剛開始參加訓練課程的時候，我們都覺得像一群小孩在玩裝扮遊戲，等到我們結業時，我們會被告知，我們已經是真正的精神科醫師。我們互相照顧對方和對方的病人，也更了解彼此。舉例來說，在南四大樓治療病人是不分晝夜的，如果住院醫師花了一整天照顧病人，但是輪值大夜班的醫生做了錯誤決定，幾小時後上班的第一位住院醫師就必須承擔後果；如果白班的住院醫師沒有做好住院醫師該做的工作，輪值大夜班的醫師就會累得半死。

「聽好，我知道你是新來的，還在學習，」關在感受課上說，「但這是完全無法接受的事。」她主要是對絲維特拉娜發怒，不過絲維特拉娜這個人絕對會反擊。

「這不是我的錯，是你幫病人開的處方有問題，」她氣憤地回嘴。

「我們先各退一步，因為我不確定所有人都知道實際情況，」新來的課程主任簡說。

「很簡單，」闞開始說，「絲維特拉娜收了個病人住進南四大樓，卻沒填寫有用的資訊。等到我值班時，交班紀錄還沒寫好——」

「我還在寫，最後一個小時我們要同時處理三個住院病人！」

「所以我列了一些管制藥物，完全不知道這個病人正是因為濫用這些藥物住院。」

「我不懂這怎麼會是我的錯，」絲維特拉娜回說。

「因為沒有交班紀錄！我們都知道這是大夜班該做的，但是並沒有。你讓我看起來像個傻子！費寧頓進來時直接罵我白痴。」

「好了，我們先暫停一下，仔細討論這個複雜系統為什麼會導致這個不幸結果，」簡說。

簡和尼娜一起引導我們逐一釐清各種原因，徹底了解原本設計精密、相互依存的通報系統，究竟是如何導致錯誤發生。接近傍晚時特別容易出錯，因為大家有時間壓力，必須趕在下班前完成工作。絲維特拉娜才剛來不久，就得獨自面對難題。闞沒有仔細檢查病人的病史，不知道她開的處方藥會造成危險。最後一點，由於長期睡眠不足，我們每個人都很不好受，變得易怒、缺乏同理心，但是這份工作非常需要耐心和同情心。

「真的很神奇，你們不會吵個不停。我這是在誇獎你們，你們真的是很特別的團隊，」

簡做出結論。

雖然我曾經質疑，簡太晚進入我們的安全空間，但是她在很短的時間內，一再證明自己的實力，我們也漸漸認識她這個人。教室裡的空氣在短短幾分鐘內迅速凝結，但現在我們更懂得同理對方，一起腦力激盪，找出方法、改善系統。課堂結束前，氣氛已經變得截然不同，絲維特拉娜開始講起我們從未聽過的個人故事。

這位神祕的俄國同學之所以轉到我們班上，部分原因是為了逃跑。她要逃離虐待她的前夫，雖然現在兩人相隔七個州，但是前夫仍不斷擾亂她的生活。

「他不斷打電話。傳簡訊威脅我。我不知道他之後會做出什麼事。他的精神狀況非常不穩定，我很擔心。有時候我覺得我只是不能……」她停了下來，重新穩定自己的情緒。「哈佛長木醫學園區提供很好的訓練課程，我很幸運能得到這個機會，對我來說，從此我可以過著新生活，但是出現在我過去生活的這個傢伙，絕不會放我走。」

❖

就在那個星期稍後，我和絲維特拉娜在南四大樓正坐著撰寫病程紀錄，這時候她收到了簡訊。內容粗魯、卑鄙，簡直是言語和精神虐待。尖酸刻薄得令人吃驚。

這時候費寧頓突然探頭進來。

「附近有壽司店嗎？我希望趁著住院醫師還在時，每星期至少一天帶他們外出吃午飯。」

一起外出吃飯是好事，我們三個人直接走去選定的餐廳，我想這樣或許可以分散絲維特拉娜的注意力。但我錯了。她的前夫不停傳來簡訊。她把手機調成靜音。但是她知道，重新打開聲音的話會遇到什麼情況。吃飯時，多數時候我們三人陷入沉默，氣氛尷尬無比，我一直希望費寧頓醫生能多聊聊他在來到長木醫學園區之前的生涯經歷。後來我的眼角餘光瞥見絲維特拉娜呼吸變得沉重，而且是相當沉重。

「你還好嗎？」我問。

她點頭。

「我只是需要一些空氣。」

她走下包廂，快步離開餐廳。

費寧頓醫生付帳的時候，我跑去找絲維特拉娜，結果發現她坐在路邊，努力想要喘口氣。她的臉頰漲紅，似乎有些恐慌。

「我想可能是奇怪的魚類中毒，」她說。

她可能對剛吃下的壽司有反應，但我忍不住猜想，會不會是恐慌發作。我看著費寧頓，希望他能說服絲維特拉娜。但是他似乎無意解決問題。我們回到他車上，我從後座看，坐在他右手邊的人很明顯正經歷一場危機，他卻完全無動於衷。

「所以，呃，我們要怎麼幫絲維特拉娜？」我笨拙地問。

她依舊喘不停。費寧頓醫生只是聳聳肩。

「我想，我們回去時如果你還是沒有好轉，我會在急診部把你放下，」費寧頓對她說。

後來他真的這麼做。我不敢相信，他竟然拋棄了我們。

「嗯，回去住院病房，」他隨口說。

「我要多陪她一會。」

「那好吧，祝你們好運。絲維特拉娜，希望你快點好起來。」

我一直陪在絲維特拉娜身邊，直到急診部住院醫師過來幫她檢查，我們值班時就跟這位住院醫師很熟。

「看起來像是恐慌發作，」他輕描淡寫地說。

「不是恐慌發作！」她對住院醫師咆哮，「我是精神科醫生，我知道什麼是恐慌發作！」

「好吧，那我們做些檢查，看看結果如何。」

他轉身離開，我告訴絲維特拉娜我待會就回來。

「她是我們的一份子，你知道嗎？試著——我不知道——態度好一點。」

他看著我，就像是我要求他幫絲維特拉娜按摩腳一樣。

「好的，兄弟，但是我們這裡真的很忙。如果檢驗數據恢復正常，一定會恢復正常，而且氧氣供給足夠，就可以離開這裡了。」

我陪絲維特拉娜多待了一個小時，她的症狀確實有改善。這段期間我的呼叫器一直響不停，有新的病人要住院，還有一次呼叫來自費寧頓，他完全忘記我在哪或是我在幹嘛。

「我得回到樓上，」我對絲維特拉娜說。「你可以嗎？」

她點頭。

「好吧，如果需要我幫忙，傳訊息給我。」

我回到南四大樓住院醫師休息室，瑞秋笑著和我打招呼。

今天是她生日，她正在唱歌跳舞慶祝。

「今天過得如何？」我問。

「我等不及晚上切蛋糕！你會來嗎？」

「當然，我不會錯過。」

接著我發現，我必須確認一下班表。

「噢，不，」我說。

「怎麼了？」瑞秋問。

「你是替補值班人員。」

「所以呢？絲維特拉娜會沒事的，我今天早上有看到她。」

「她現在就在樓下急診部。」我說。

「什麼！怎麼了？」

「嗯，等等她可以告訴你怎麼了，但這表示，除非她能離開急診部，例如立刻出院——」

「我的派對泡湯了，」瑞秋垂頭喪氣地說。

我們看著時鐘。大概再過一個小時就要換班。即使絲維特拉娜能及時離開急診部，但是她已經經歷一整天的折磨，還要她輪值大夜班的話，似乎不太妥當。

瑞秋看起來有些洩氣。

我傳訊息給絲維特拉娜。

「今晚我幫你代班，」我對瑞秋說，然後把手機拿給她看。

她臉上瞬間露出了笑容。

「你會錯過我的派對，」她語氣哀傷地說。

「總比你代班好，對吧？」

「謝謝你。我欠你一次。」

她給了我一個擁抱。

• • •

幾小時後，當我在急診部碉堡忙得團團轉時，絲維特拉娜走了進來。

「我沒事了，」她說，整個人看起來比我離開她時要好很多。

「你感覺怎麼樣？」

「我會活下去。謝謝你在那裡陪我。」

「我想說這是我的榮幸，但是你已經用這次的輪班回報我了。」

「現在我可以接手了——」

我搖頭。

「回家吧。休息一下，以後再還我。」

她轉身走向門口。

「希望你前夫能讓你過自己的生活，」我說。

「我也希望，」她說。

她走到門口時，突然停下腳步。

「我是甲狀腺亢進。」

「什麼？」

「他們檢查數據時發現我有甲狀腺風暴（thyroid storm）〔7〕，所以會心跳加快，喘不過氣。」

7 譯註：甲狀腺機能亢進造成身體功能急遽惡化。

我不知道她說的是真是假，還是過度誇大，又或是為了保全面子。即使是精神科醫師，也會遭遇心理健康問題，或許比多數人還要頻繁。

「嗯，我希望你在那裡有休息到，」我說。

「謝謝你，亞當，」她說，然後將身後的門關上。

有幾秒鐘時間，我想像瑞秋正大口吃著蛋糕。我抬頭看著寫上病患名字的白板。有四個人等著會診，還有六個人等著安置。

22

對雞肉反應過度的反社會人格
Some Kind of Chicken Sociopath

隔天早上我花了一些時間，一一探視我在南四大樓的病人，每次結束大夜班回家之前，我都會這麼做。正要結束探視時，我看到某個熟悉的身影坐在休息室裡，雙眼盯著一盤完全沒動過的食物。我看著她拿起叉子靠近嘴邊，然後用力把叉子塞到嘴裡、將食物吞下去，臉部表情扭曲。

這個人看起來像是珍，但又有些不一樣。這名女子看起來很健康，臉上看不出任何憔悴模樣，也沒有長著金色毛髮。衣服很合身，而不是鬆垮地垂掛在身上。珍是不是有妹妹？我慢慢走向她，接著兩人四目交接。她迅速吞下食物，似乎覺得吃東西是很丟臉的事。我露出微笑，因為我發現真的是她。我很開心，她看起來狀態很不錯。

「我猜你已經下班了，」她說。

「沒那麼容易擺脫我。」

「看來你也沒那麼容易擺脫我。」

我很想告訴她，她看起來很好，但我知道這是個陷阱。任何關於外表的評論都有可能被扭曲，會使得厭食症患者原本就有的情緒和身體問題更加惡化。

「你在這裡做什麼？」我問。

她停頓了一會，接著吃了一口食物，看來回答我的問題比吃飯還要讓她害怕。最後，她露出左前臂，靠近手腕的地方垂直綁著繃帶，長度大約有八英寸。

我唯一想到的回應是微微點頭，表示我看到了。我希望她沒有注意到此刻我正咬緊牙關、瞇起眼睛。又或許，我很希望她有看到。我內心充滿了怒火。她的體重終於恢復正常，但是從她的傷口長度和方向來看，她似乎有意結束自己的生命。那麼多人努力幫她康復，但是這傷口看起來就像一種侮辱。

就某種程度來說，我知道這樣的想法太自以為是。她手臂上的傷口完全與我無關。或許因為是我無能為力才導致這種結果，但是珍割傷自己並不是為了刁難我或其他人，而是因為她還在生病。

「我已經結束值班，所以要回家了。」

「再見，」她假裝冷漠地說。

我開始往外走，卻又希望有更完美的結尾。走到一半時我停下腳步，大腦開始搜尋是否有其他方法能吸引她注意。當然，我也可以想想還有什麼治療方法，只是什麼也想不起來。

我的大腦經過一整晚的運作，已經被搾乾了，而且我全身多處肌肉痠痛。我回頭看她，她一直盯著我看。

「醫生，你看起來很狼狽。趕快回家。」

我點頭，然後走了出去。

回到公寓之後，我幾乎立刻昏倒在沙發上。我睡了幾個小時，醒來之後反而覺得更難受。我感覺雙眼灼熱，因為沙發墊不平，睡到腰痠背痛。我拿起手機，潔西傳來一則簡訊，說她再過三十分鐘就可以下班，我完全忘記今天我們倆要做雞肉大餐。

我努力讓自己看起來像樣一點，調整到適合約會的正確心態，但還是沒辦法擺脫每次結束值班後，脾氣容易變得暴躁的壞習慣。和珍碰過面之後，情況變得更糟，我忍不住一直想到她。我也希望這次她能恢復健康，但卻什麼也做不了，沒辦法達成自己的期望。

潔西到我家的時候，我大概已經花了一小時整理好情緒。我不確定她是否知道事情有些不對勁，直到她帶著燦爛的笑臉端出雞肉，卻發現我瞪著她。

「發生什麼事?怎麼了?」她問，看起來幾乎是被我嚇到了。

我有些不自在地停頓了一會，雙眼直視那隻雞。

兩個人交往時，必定會有某些時刻讓人變得有些神經質。如果一段關係夠穩固，這個時候正是兩個人共同成長、更進一步結合的絕佳契機。交往多年的情侶最終會培養出共同的怪僻，或許、甚至因為共同擁有這些怪僻，覺得沾沾自喜。但是我和潔西的關係還不穩定，當時我也沒有努力克制自己的情緒。

「只是……嗯，我只是——」

「什麼？」

「你還記得我說過我只喜歡白肉雞嗎？」

「什麼？」

「還記得嗎？我說我真的只喜歡白肉雞，這是黑肉。」

我聽起有些精神錯亂，像是某種對雞肉反應過度的反社會人格，這正是她看我的眼神。她的眼眶開始泛淚，嘴唇顫抖。如果我是個合格的準男友，應該要有同情心，但是我做不到，甚至連敷衍都無法。

我態度有些冷淡地抱了抱她，我感覺她的眼淚浸濕了我的肩膀。當時我應該要想到，如果我真的關心她，就該說些什麼。我應該深入理解她的感受，然後為我自己神經過敏的性格缺點向她道歉。我們應該聊一聊這個問題對我們兩人有什麼意義、我們要如何克服，或者至少要理解對方的處境。為什麼我做不到？她甚至為了我開始反省自己。

「我覺得很不好意思。我不是故意要哭的。」

她抬起頭，睜大眼睛、眼神哀傷地看著我。她持續釋出善意，但是在當時我只覺得很幼稚，而且對這種幼稚表現失去了耐性。

「我總覺得食物是兩人共同生活的核心，我努力和你試了兩次，卻兩次都失敗。」

她從投手丘上投出一顆慢速球，在我狀況好的時候，我會把球直接轟出棒球場。但是那天我甚至沒有擊出界外球。我直接放棄。

「你沒有話要說嗎？」她問。

我確實應該說些什麼，但是我沒有。我甚至應該找個無聊的理由搪塞，例如睡眠不足，至少為我們兩人保留面子，但是我沒有。

「這樣行不通，」我說。

她往後退了幾步，雙眼盯著我，徹底感覺自己的好意被辜負了。當下還有時間挽救，即使兩人的關係已無可挽回，至少可以維護彼此的尊嚴，但我還是放棄了。我就是做不到。

「我想我應該離開，」她說。

「好吧。」

她打包做好的雞，還有她帶來的所有東西，然後用力甩門，離開公寓。我整個人縮回沙發裡，沒有任何感覺。

❖

兩天後我回到南四大樓，我搜尋整個住房中心，卻不見珍的蹤影。我去護理站查詢病患名單，也沒有看到她的名字。

身材瘦長、上了年紀的費寧頓正在門口散步，埋頭看著報告。

「費寧頓醫生！」我大聲叫他。

他沒有聽到我的叫喊，或者只是不想理我，繼續往前走。

「費寧頓醫生！」我在住院病房的中央通道上，一邊小跑步、一邊大聲叫他。有幾個病人停下手邊的事，抬頭看著我邊跑邊大叫。我終於趕上費寧頓，伸手搭在他的肩上。

「噢，嗨，艾力克斯。哈囉。」

「我是亞當。」

「亞當，沒錯。」

「你知道珍怎麼了嗎？」

「誰？」

「就是那個得了厭食症的年輕女孩。她因為企圖自殺，上個週末才剛入院。」

「喔，對。我讓她出院了。」

我愣住了。

「看起來她已經沒有自殺傾向，這裡不是青年旅館。」

「什麼？」

「如果病人不需要，我們就不應該繼續讓他們住院。只要我們認為他們不會立即造成傷害，就應該進行下一階段的治療。」

我覺得很洩氣，我甚至不知道為什麼。我真的以為，在南四大樓多待一段時間，就能幫助珍康復嗎？我待在南四大樓愈久，愈是覺得難受。

「你沒辦法拯救他們每個人，艾力克斯。」

他說完最後一句羞辱人的話之後，又把注意力轉向手中的報告，繼續在走道上散步。

瑞秋：你想要做什麼

我：我想喝酒，或是其他時間比較有彈性的活動

我：吃飯、看電影、去酒吧、外出，這些我都可以

瑞秋：我開始覺得有點餓了

我：秋風雅那家壽司店如何

瑞秋：啊

瑞秋：那家好貴

瑞秋：食物也沒那麼好吃

我：你有特別想去哪裡嗎？

瑞秋：我不知道

瑞秋：要吃河粉嗎

我：那是什麼

瑞秋：有點類似湯的東西

瑞秋：裡面有麵、雞肉或牛肉

我：好啊，可以

我：要去哪裡吃？

瑞秋：去有賣河粉的店

瑞秋：我家附近有一家

我：好啊

我：你要告訴我餐廳在哪，我們直接在那碰面嗎？還是我應該去你家

瑞秋：來我家吧

瑞秋：我不知道那裡有沒有停車位

瑞秋：八點以後不收費

我：好啊，現在就過去嗎？

瑞秋：好啊

23 就像免費治療 Like Free Therapy

就在我正式與潔西分手之後，瑞秋和我幾乎時時刻刻待在一起。我們的關係是友達以上、戀人未滿。在第二年住院醫師訓練期間，我們兩人都感到身心俱疲。經過前幾次失敗經驗，現在我根本不敢和不認識的人約會，瑞秋和我的關係反而變得更親密。下班後我們時常膩在一起，就像比死黨還要好的朋友一樣廝混。我們一起看了幾部電影，但是我愈來愈不希望只能一邊幫她揉腳和小腿、一邊盯著螢幕看。某天深夜我們一起看電視，兩個人都喝了一杯酒，我身體靠向她，問說能不能躺在她旁邊。她同意了。

「我保證不會愛上你，」我對她說，其實也是對我自己說。

自從我第一眼見到瑞秋，就深深被她吸引，雖然過去幾個月我們的行為超越了朋友界線，但是如果我向她表白卻被她拒絕，我可能會覺得很沒面子，我一直無法克服這個心理障礙。她甚至告訴我，關和米蘭達曾直截了當地問她，我們兩個人之間是不是有什麼事情，但是她否認，她說我們兩人只是一起打發時間。

某天晚上我和絲維特拉娜外出，幫助她排解情緒，雖然她和前夫相隔遙遠，卻始終無法擺脫他的糾纏，生活苦不堪言。

「為什麼不乾脆徹底忽視他算了？」我問。

「不行，」她沮喪地說。

「因為？」

她盯著面前餐巾紙上的紋路，避免和我眼神接觸。

「我有一個女兒。」

我一直以為，接受精神醫學訓練能夠幫助我在面對複雜、不安的情境時，知道該說些什麼，但是在當下，我完全說不出話。

「她現在和我前夫住在一起。為了她，我必須想出辦法。」

現在變成是我避免和她眼神接觸，我真希望自己能想到正確的回應方式。

「如果你不知道該說什麼，沒關係，我也不知道，而且討論這件事只會讓我覺得難過。」

「那就別說了，」我回道。

我們兩人雖然是在哈佛接受訓練的醫生，但其實就像小學生面臨了超出能力範圍的難題。絲維特拉娜外表看起來很堅強，所有人也誤以為她就是這樣的人，但是我愈認識她，就愈明白她有多脆弱。在「黃金資優班」上，許多性格堅強、成就超群的人，也讓我有同樣的感受。每當深夜我和瑞秋膩在一起，她也會開始顯露不完美的那一面，甚至會懷疑自己。

我向調酒師示意，又點了一杯酒。

「你呢？」穿著五吋細高跟鞋的絲維特拉娜問道。

「啊？」

「多說一些你的生活吧。有新戀情嗎？」

我搖頭。

「我看到你和瑞秋相處的情形。每個人都看到了。你們兩人是在約會，還是怎樣？」

我又搖頭。

「我們只是常常一起打發時間。」

「但是你喜歡她。」

「這不重要，」我回道。

「為什麼不重要？」

「她不喜歡我。」

「你怎麼知道？我看過她在你身邊的樣子。你錯了。還記得假日派對嗎？她把手放在你身上。」

「在派對上，我們都有點喝醉了。」

「我聽人說過，人只有在喝酒的時候，才會表現出他們的真實願望。」

「如果瑞秋和我再多喝一點，或許我們會成為一對。」

我們兩人都停下來，喝了一口酒。

「不過那次假日派對真的很瘋狂。你有看到有人在吧台搭訕艾琳嗎？」

「不知，是誰？」

「禿頭阿伯中的一個。像是教授的樣子。我不知道他們的名字。」

「她對人很友善，所以我想有時候男人，特別是老男人，容易會錯意。」

「我們所有人離開後，她還是沒辦法甩開他！我想有時她自己也要負一點責任。我經過的時候，她看起來不像是受害者。」

❖

等到下一次的感受課，我們聽到了艾琳本人的說法。

「當時我在吧台，蘭德爾（Randell）悄悄走到我身後。」

「蘭德爾，」我輕哼一聲說，「那個傢伙就是自戀鬼。」

尼娜和簡露出會心的微笑。

「為什麼這麼說，亞當？」

「上個星期他上完課之後，我和他聊天，我們一起離開教室，在走道上邊走邊聊。接著他左轉，走到一半我才知道他要去洗手間。所以我問我自己，要跟著他一起進去洗手間嗎？我聽到他繼續和我說話，於是便跟著進去了。然後他開始解尿，嘴巴還是說個不停。這時候我該怎麼辦？我只好去洗手，低頭看著水槽。他上完廁所後繼續跟我聊天，似乎不覺得這樣有什麼奇怪。」

「聽起來就是蘭德爾醫生會做的事，」尼娜說。

「但是抱歉，我打斷了艾琳說話。你繼續，」我說。

艾琳繼續說下去，卻開始臉紅。

「嗯，你知道，這是假日派對，酒是免費的。」

「只有前兩杯免費，」米蘭達說。

「沒錯，好吧，但是關和黛娜把他們的酒都給了我。還有班。」

整個教室陷入沉默，氣氛有些尷尬。所有人看著艾琳。

「我的狀況不是很好。之前鮑比和我吵得很凶，他拒絕參加派對，他一向如此，我對他下了最後通牒，我們倆都在氣頭上，我告訴他我懷孕了，然後又流產了。」

教室裡的每個人都是第一次聽到這消息。一群不了解人生百態的實習生坐在教室裡，不知道該說什麼。尼娜和簡的做法非常明智，她們讓艾琳自行決定，是否要公開揭露自己的私事。

「我告訴他之後，他就哭了。他以前從沒哭過，然後我們都覺得，就到此為止吧，因為我已經遲到了。於是我直接出門，留他一個人在家。當時我站在吧台，然後蘭德爾走到我身邊。我告訴他，我很喜歡他的課，希望明年能夠選修他的課。他看出來我有些不安，然後開始聽我說話。他感覺沒有惡意。就這樣持續了一段時間，到了某個時間我發覺我喝醉了，他也喝醉了！他看起來很溫暖、友善、有同情心。感覺很像我得到了免費治療。」

艾琳的臉色開始轉變。她把手放在額頭上，避免和任何人眼神接觸。

「之後我才發現，整個派對只剩下我們兩個人。我第一次意識到情況有些不對勁。我說，或許我該回家了。他也同意，這又讓我感覺好過一些，但接著他說要送我回家。這時候除了調酒師，已經沒有其他人在。沒有人可以當擋箭牌，我不知道該說什麼。」

「你覺得不安全？也就是說，他有可能會做出不好的行為？」簡問。

「聽起來似乎很可笑。我告訴自己，蘭德爾不是性侵犯，他大概七十歲了！都可以當我爸了。」

「但是很多時候，受外界信任的人也會跨越界線，卻沒有任何人提出警告，」尼娜說。

「我們一起走出去，坐電梯下樓。他按了P1停車場，就在最後一秒鐘我按了G，接著電梯門打開。我頭也不回地走出電梯、大聲對他說，我想我會叫計程車回家。謝謝你聽我說話！」

教室裡一片靜默，大家都等著有人知道接下來該說什麼。

「之後我再也沒見到他或是和他說話。這真的太奇怪了。他完全沒有做錯任何事，但是為什麼我這麼沒有安全感？」

「你覺得當時的情況讓你不舒服，有可能變得危險，但是你不確定。聽起來你不希望自己反應過度，但是你也不希望反應不足，」簡說。

「我想，你之所以覺得不安，或許是因為你覺得，整件事的發展本身你也有責任，」尼娜補充說。

「沒錯！我可以在任何時候起身離開吧台。我很容易就能找到藉口離開，但是我沒有這麼做。我希望有個男人聽我說話、支持我、善待我，我被這樣的想法牽著鼻子走，做出不該有的行為。我覺得有罪惡感。我感覺自己是共犯。」

她的行為透露，她內心的某些需求和渴望已經超出她的控制，這讓我想起我的某些病人。珍當然希望自己康復，但是她的行為卻讓這個願望無法實現。第一個接受我治療的病人吉姆，明知道自戀傾向導致他的婚姻陷入困境，但他就是沒辦法阻止自己，這背後自然有他的理由，只是無法說出口：這樣才能保護他的自我認知，比起維持婚姻幸福，前者更能影響他的精神狀態。即使是查理，也就是剛診斷出罹患癌症、有自殺傾向的那位病人，也極度渴望在自己四分五裂的世界中，擁有一定程度的掌控權，為此他考慮過要做到自己害怕的某些事，這樣他才能產生主體感（sense of agency）。但是對我來說艾琳的情況不同，主要原因是，事情發生在住院醫師訓練環境中。即使是在氣氛輕鬆的部門假日派對上，指導老師和受訓學生之間的互動，仍必須符合規範。

「你有什麼話要說嗎？或許是對蕾丁醫生說？」我問。

她搖頭。

「我不希望別人知道我是**那種**女生。」

「哪種女生？」簡問。

「和男性主治醫生陷入了可疑情境。我希望當他們想到我，能馬上想到我的工作能力、我的榮譽、我的教育。揭發蘭道爾醫生能怎麼樣？我能說什麼？他聽我說話的時間超出了合理範圍？他提議載我回家？不行，我要振作。我不能再被這些男人吸引。我必須在這次他媽的住院醫師訓練課程裡拿高分，以後我就能當上部門主管，然後在某個地方養兒育女。」

她握緊拳頭。如果感受課是真正的治療團體，我們就會花時間解釋她說的話。但是一如既往，下課時間到了，簡和尼娜必須盡力將眼前的難題，轉化為具有教育意義的實用建議。我們開始上第一堂課的時候，她們就告訴我們，感受課沒有正式課表，但這堂課強調的是，學生可以從課堂討論中得到啟發。

我已經忘記自己究竟得到什麼啟發，但是確實記得當時我開始理解，或許是生平第一次理解，職業婦女每天得面對那麼多危險處境，反觀身為年輕男性的我，完全不會有這種困擾。

我一點也不羨慕艾琳，她極度渴望征服學術世界，當上哈佛某個部門的主管，因此必須和一群她無法百分之百信任的男性資深主管維持關係。但這一切都源自於她內在永遠無法滿足的需求：獲得外界認可。我的壓力就沒有這麼大。對我來說，只要我順利完成值班、沒有把事情搞砸，而且如果有機會的話，瑞秋或許親我一下，嗯，我覺得這樣就足夠了。

24

音樂階梯的喜悅和哀傷

The Joy and Sorrow of Musical Staircases

「他太太告訴他說，她想離開他，」我說。

我坐在梅格·穆克的辦公室，望著她辦公桌後方的大片窗戶，醫院附近的高中正在舉辦長曲棍球比賽。關於這個病例，穆克並非我名義上的主管，但是我的指導教授們提供的建議相互矛盾。有一名教授認為我應該更積極引導吉姆改變行為，就像指定家庭作業一樣，要求他改變生活方式；另一人認為，我應該把重點放在早期兒童經驗。病人愁眉不展地跑來找我，告訴我他的婚姻岌岌可危，我覺得上面兩種建議都不合適。後來我看到穆克辦公室的門還開著，就想碰碰運氣，請她給我一些指導。穆克主要負責門診治療，但是她總會利用各種機會認真指導住院醫師，從不會拒絕像我這樣無助的實習醫師。

「我應該要怎麼回應？我根本對婚姻一竅不通，」我說。

「很多時候，我們不一定能具體想像病人的生活情況，但是總有辦法去理解他們的經驗。你有過這種感覺嗎，害怕自己有可能失去某個重要事物？」

「差不多每一天都有這種感覺，」我回答。

「一旦你接受或許你沒有能力只靠自己一個人拯救他的婚姻，你才能靜下心來思考如何引導他度過難關。」

「那我要怎麼做？」

「首先，和他一起思考剛步入婚姻、和即將離婚必定會面臨哪些情況，看看他是不是有能力去探究那些感受，然後待在病房裡和他一起體會這些感受。這樣更能幫助他繼續前進。」

「這部分我可以做到，接下來會發生什麼事？」

「接著你要觀察未來幾次療程他說了什麼，時間久了，你就愈來愈能夠理解他的內在世界，幫助他成為他希望成為的人。」

「好的，謝謝，梅格。我得走了。明天我要開始在兒童精神科住院病房輪訓，但事實上我完全不懂小孩。看來我對很多事情都不太了解。」

「我的大門永遠開著。」

❖

走進附近醫院的兒童精神科住院病房，就像進入完全不同的世界。南四大樓的環境雜亂昏暗，所有人也覺得理所當然，但是兒童醫院看起來光鮮亮麗，醫院大廳擺放了一座潔淨明亮的鹽水魚缸，一群小孩排隊指著看起來像尼莫和多莉的魚兒。[9]走樓梯上樓就像在演奏音樂，因為大廳有一座音樂樓梯，每踏上一個階梯就會發出特定音調。每次我走到二樓時，心情都會比五秒鐘前開始踏上階梯時，要快樂許多。

兒童精神科住院病房看起來煥然如新，對小孩來說更像遊樂園探索區，而不像精神病房。牆上掛著一幅幅色彩明亮的畫作，地面鋪著地毯。走廊另一頭有一間遊戲室和幾間教室，遊戲室裡安裝了最新上市的電玩遊戲系統。還有一間迷你健身房和一間藝術治療房間。能在這麼棒的實體空間接受治療還真不錯，我心想。

我在這裡遇到的所有工作人員都非常熱心，包括專精不同療法的治療師團隊。每天都有認知行為專家、音樂治療師、藝術治療師以及寵物治療師來來去去。

住院病房的小孩年齡從四歲到十七歲都有，但整體看起來，比起我在南四大樓看過的任何患有嚴重精神疾病的病人，都還要健康。在我看來，他們跟其他小孩沒什麼兩樣。但是當我檢查了這些孩子的用藥紀錄，看到他們服用的抗憂鬱、抗焦慮、抗精神病、情緒穩定劑等處方藥的劑量時，嚇了一跳。

負責指導我的主治醫師帶我到醫院對面的餐廳吃午餐。

「有發現什麼嗎？」奎德拉托醫生（Dr. Quadratto）問說。

8 譯註：尼莫是迪士尼電影《海底總動員》（*Finding Nemo*）的小丑魚主角；多莉是《海底總動員二：多莉去哪兒？》（*Finding Dory*）的角色，是一隻雌性的擬刺尾鯛。

我覺得這間餐廳的用餐體驗實在不怎麼樣。

我搖頭。

他有些靦腆地看著我。我聽說過**很多**關於奎德拉托醫生的事，老實說，我覺得聽得太多了。幾年前他剛接受完住院醫師和兒童研究醫師訓練，我們班上所有女生都覺得他很帥。光是這一點，我想我應該不會喜歡他，但是和他見面後不到十分鐘，我發現和他相處時非常自在。他的長相帥氣，他自己也知道，但是他也具備了某種超能力，不論你的專業是什麼，他總有辦法讓你感覺自己和他是同樣等級。我發現，他和住院病房的青少年閒聊時，就跟他和小小孩擊掌時一樣應付自如。每個人似乎都能和他建立很好的關係，他和小孩相處時，比起和小孩的父母相處，看起來要真誠許多。我想，以一個專攻兒童醫學的人來說，這是很正常的表現。關於醫生**應該**扮演什麼樣的角色，社會大眾總有某些要求和期待，但是奎德拉托醫生和病人說話時，不會考慮這些因素，態度非常真誠。

「再看一下，」他說，「有沒有看到任何覺得眼熟的人？」

我又看了一眼。周圍每一桌，幾乎都是精神科病人和他們的父母一起吃著午餐。

「他們怎麼會在這裡？我的意思是，他們不是住在精神科病房嗎？」

南四大樓的病人如果要外出吃午餐，警鈴聲就會響起。

「在兒童精神科病房，如果病人即將出院，我們會允許病人和家人外出。我們希望透過這種方式，幫助他們更順利的回到世界。我們會先讓小孩外出吃午餐，如果情況良好，出院前我們會讓他們回家住一天、甚至一星期。」

自此之後，曾有幾年時間，每當我在醫院附近的餐廳看到有小孩在吃飯，就會想到奎德拉托醫生提到的做法。我必須提醒自己，在這世上有許多人罹患了看不見的疾病。

直到我在兒童精神科住院病房上班的第二和第三天，才開始理解多數住院兒童罹患了什麼疾病。瑞秋才剛結束在這裡的輪訓，就在我開始輪訓的某天晚上，她跑來我家，一五一十地跟我說明病人的情況。

「要注意特雷佛。」

「那個一直穿著蜘蛛人睡衣的小孩？」

「沒錯，他會咬人。還有，絕對、絕對、絕對不要讓艾莉莎接近門口，她會飛快衝出門，等到有人發現，她人已經在新罕布夏。」

「比利看起來很可愛。」我說。

她的臉瞬間垮了下來。

「比利怎麼了？我已經知道流口水的事。」

她原本難過的表情立刻變成憤怒。

「流口水是因為氯氮平（clozapine），對了，上個月他因此胖了三十磅（約十四公斤）。」

「為什麼用氯氮平？對十二歲的小孩來說，這種藥物太強烈。」

「我們已經在比利身上試過各種藥。理思必妥、奧氮平，所有藥都用上了，只有氯氮平能夠讓他安靜。看他變成這樣真的很難受，這藥物確實有效，但是對於像比利這樣的孩子，確實會造成傷害。」

「看來真的很難受。」

「很難受，但這是我唯一想做的。」

「你會選擇兒童精神科嗎？」我問。

她點頭。

「生病的小孩，為所欲為的父母，所有的一切？」

「這是目前我所想到我能做的，」她說，「如果我們在他們還小的時候做出改變，就能幫助他們改變整個人生。」

她對於我們的部分工作，或者更精確地說，對於畢業後的生涯這麼有熱情，實在讓我佩服。結束住院醫師訓練之後，任何醫師如果想要在原本的領域專攻某個次專科，可以另外選擇研究醫師訓練課程。但是我突然想到，瑞秋決定參加兒童精神科研究醫師訓練，也就代表我們一起在哈佛長木醫學園區接受訓練的日子即將結束，不久之後我們倆就得分隔兩地；住院醫師可以在第三年提出申請，直接加入兩年的研究醫師訓練課程，也就是跳過第四年住院醫師訓練。這正是瑞秋的想法。我們的第二年訓練課程即將結束，瑞秋已經列出了她有興趣的訓練課程，其中有部分課程在加州。

每當我們談到未來希望的去處，她總會提到氣候溫暖的城市。

「我受夠了這裡的冬天，」她說。

一想到可能會失去她，即使只是以朋友的身分，我就全身發冷。

「你家人呢？他們都住在這附近。」

「沒錯，這確實是要考量的因素。但是在充滿陽光的地方接受兩年訓練後，我就可以回來啦。」

「好吧，好好想像一下陽光普照的海灘。我們看電影吧。」

她選了經典電影《沉默的羔羊》（*The Silence of the Lambs*），但是我還在想著，我和她一起相處的日子很有可能就要結束了。事實上，我完全無法專心看電影。

就和之前我們一起鬼混的每個晚上一樣，我們眼睛盯著面前的電視螢幕，但是身體緊靠著對方，到後來我們手牽手躺在沙發上。就在漢尼拔．萊克特（Hannibal Lecter）穿上緊身衣和防護面罩、水牛比爾（Buffalo Bill）親手為自己縫製人皮衣服的時候〔9〕，瑞秋回頭看我。我們兩

9 譯註：漢尼拔是《沉默的羔羊》裡的主角，原本是精神科醫生，後來因為連續犯下殺人案、將被害人吃掉，被關押在精神病院監獄。水牛比爾是該片中的連續殺人狂。

人四目交接，最後我們終於接吻了。

❖

隔天我到兒童精神科住院病房上班時，腳步變得輕快不少，我覺得沒有任何事情能影響我。我幫一名男孩辦理住院手續，他名叫達里爾，年滿十四歲，前陣子曾逃家。我們第一次面談時，感覺沒什麼特別的地方。他跟雙胞胎弟弟和爸爸同住，但是和爸爸處不來。他很想念媽媽，父母離婚之後他就很少見到她。更慘的是，他在學校被同學霸凌。我們團隊的社工已經排定了家庭會議時間，當我走進會議室，就看到兩名中年人坐在椅子上等我們。雖然他們兩人都沒有開口說話，但是從他們的肢體語言明顯看得出來，他們完全無法忍受和對方待在同一個房間裡。直到我和奎德拉托、社工以及達里爾走進會議室，我才看到那名女子的臉。原來是黛博拉。

25 病人死亡 EXP

「噢，原來是你，」黛博拉面帶微笑地大聲說。「你也是兒童精神科醫生？真是多才多藝。」

「你們認識？」她的前夫問道，語氣聽起來有些嫉妒。

「我只是剛好在這裡輪訓，」我說，「我還是會在成人醫院輪值大夜班。」

他抬頭表示自己聽到了，似乎是要告訴大家，現在他知道我曾經照顧過她。我們的互動有些奇怪。身為專業醫師，我不能說我是怎麼認識黛博拉的，這樣做等於侵犯隱私，但是她可以隨意說她想說的。召開家庭會議時，黛博拉絕口不提自己的情況，只關心她的兒子。她和前夫當著兒子的面大吵，爭論贍養費、拒絕探視等問題，或是對彼此發洩怒氣。

「上樑不正下樑歪，」前夫指著黛博拉說，「他（達里爾）一直很情緒化。或許如果她讓我——」他講到一半突然停住，似乎感覺到黛博拉正怒氣沖沖地瞪著他，「我們兩個人都希望他變得更好，」前夫最後說道。

「父母離婚對小孩來說很煎熬，但是可以採取一些有用的技巧，幫助達里爾和他弟弟盡可能度過難關，」奎德拉托說。「我們會先嘗試某些做法，不過離開醫院之後，可能需要長期進行家庭治療。」

他說話語氣非常溫和，聲音聽起來輕鬆、平靜，甚至連黛博拉也忍不住盯著他看。

會議結束時，我立刻找藉口離開。我得回去成人醫院輪值大夜班。黛博拉說要跟我一起出去。如果是其他情況，我會想辦法避免和她互動，但是我很想知道她現在過得如何。自從上次她被麻醉接受電痙攣治療，至今已經過了好幾個月。從各方面來說，現在她看起來好多了。她的臉看起來更容光煥發、更有感染力。她能夠自在地和人們眼神交流。她整個人看起來真的狀態很好。

「電痙攣治療救了我的人生，」她在電梯裡說。

「很高興你有很好的體驗，」我回答。

「不是的，你不懂。它真的救了我的人生。如果沒有接受治療，現在我可能已經死了或是陷入絕境。現在我還是每個月治療一次！我痛恨這個治療，真的，但我還是按時看診，因為我記得治療前自己是什麼樣子。」

「真是太好了，黛博拉。謝謝你告訴我這些。」

「謝謝你為達里爾所做的一切，以及未來要做的一切。我知道他會得到很好的治療。你的指導老師看起來也不差。」

「是啊，大家似乎都很喜歡那個人。」

我們來到一樓大門口，黛博拉張開雙臂緊緊抱住我。我們分開之後我轉身離開，內心頗有感觸。即使只是扮演微不足道的小角色，但如果我能夠協助像黛博拉這樣的病人，看到他們順利康復，就會覺得過去兩年的掙扎、缺乏自信的痛苦，或許都是值得的。我看得出來，黛博拉在生活中承受了不少壓力，但是現在她的狀況好轉許多，也更有能力面對壓力。

突然間我的呼叫器發出聲響，嚇了我一跳。每天晚上入睡時，呼叫器的震動聲就會在我腦中揮之不去。我的輪班時間才剛要開始，就立刻收到呼叫，要我協助評估內科病房的一個病人。我回電給內科住院醫師，想知道是否只需要提供非正式醫療諮詢。一般來說，內科住院醫師真正需要的，是專科醫師迅速提出說明，而不是花時間提供完整諮詢。我知道還有幾個病人在急診部等著看診。

「我們想要停用奧氮平。這種藥似乎能穩定她的情緒，但是老實說，我認為她現在的血壓承受不了。她病得很重，」內科住院醫師在電話上說。

「我們是在說誰？」

「072915，」他報出病患的病歷號碼。

我在電腦上輸入病歷號碼，原來是珍，我的心頓時沉了下去。

「現在先別用奧氮平，我盡快趕過去。」

我看完急診部的病人之後，就趕去七樓探視珍。之前她住在南四大樓的時候，看起來很健康、狀況很不錯，才幾星期過去，現在她看起來就完全變了個人。當我走進病房，她已經完全失去意識，我敲門時她沒有回應。他們在她身上插了導管，將流質食物灌進她胃中，她整個人瘦成了皮包骨。我抬頭檢查她的心跳監測器，發現她有嚴重的心搏過緩現象，也就是心跳太慢，這是營養不良晚期常見的症狀。

「珍，」我輕聲叫她。

她沒有回應。

我應該回去碉堡填寫紀錄。我幾乎有預感，待會我就會收到新的呼叫，要求會診。我才剛開始輪班，感覺太平靜了。

但是我沒有離開，我拉了一張椅子坐在她旁邊。我沒有再出聲，她張開眼睛，憔悴的臉龐露出一抹微笑。

「又是你，」她平靜地說。

「你感覺如何，珍？」

「我覺得好累。」

「他們會停用奧氮平，接下來幾小時你應該會覺得比較有精神。」

「不是，我的意思是，我只是厭倦了這一切。」

「我理解你的感受。」

她看著深入喉嚨的鼻胃管。

「法院下令的。」她說。

我點頭。

「我輸了。」我開口說道，但是聲音顫抖，我的喉嚨有些難受，不自主地開始流淚。

「沒事的，」她說，「是時候了。」

「自從我第一次見到你的那天，你總是告訴我事情會如何發展，你也都說對了，」我說。

「但我想這一次你可能錯了。他們會在這裡好好照顧你。」

我的呼叫器又響了。是呼叫魔人碧翠絲。她是要問我，非處方藥褪黑激素的劑量。

「你可以離開了，你會沒事的，」珍閉上眼睛說著。

「你的意思是**你**會沒事，」我說。

她嘆了一口氣，然後躺回床上繼續睡覺。

我離開病房走去護理站，草草寫下紀錄，然後回到碉堡。有三件新增的會診需求，可是我卻直接坐在辦公桌前，回電話給碧翠絲。我沒有為了能夠早點回去工作，急著回答她的問題，我問她還好嗎？這幾天都在讀什麼書？她有養寵物嗎？星期天早上她要怎麼過？最後碧翠絲掛斷我的電話，之前從未發生過這種情況。我回去碉堡處理眼前的工作。有三個病人有自殺意圖，還有一對年長的夫妻一直妄想當地牧師報警誣告他們。

看完所有病人之後，我開始埋頭寫紀錄直到天亮。在我離開醫院大樓、走進清晨耀眼的陽光之前，我進入電腦系統的虛擬入口網站，想要查看珍的生命徵象。她的心跳和血壓比起幾小時之前我去探視她的時候還要低。我決定走回去，最後終於回到家，倒頭就睡。

幾小時後我醒來，第一件事就是再次登入虛擬入口網站，輸入珍的病歷號碼。

西棟，珍　072915　EXP

這並不是我第一次看到病人的病歷號碼旁邊出現那三個字母[10]，但這是我第一次感到如此痛心。這名病人已經死亡；在她對我說我會沒事的十小時後，她就撒手人寰。

我感覺很不好。強烈的空虛感在胸口蔓延，我跌跌撞撞地走進廚房、走廊、然後是洗手間。我把蓮蓬頭開到最大，用熱水淋滿全身，直到整個人濕透。

10 譯註：EXP是expired的縮寫，意思是「死亡」。

26 有窗戶的辦公室 An Office with a Window

在我加入訓練課程之前，曾有段時期，所有接受精神醫學訓練的住院醫師都必須親身體驗各種治療方法。這源自於精神分析傳統，原因是一個人如果不理解自身的經驗和隱性偏見，就不可能真正客觀公正的開導病人的情緒。但是最近幾年，這項傳統已逐漸被捨棄。來自其他專業領域的住院醫師，多半只能私下祕密尋求精神科治療，但如果是精神科住院醫師接受治療，就比較不會被汙名化。事實上，我們的住院醫師訓練課程，提供了一份可自由分享的當地治療師名單，這些治療師願意接受我們的醫療保險，或是依照我們相對低廉的住院醫師薪資，提供浮動費率。珍過世幾天之後，我感覺不知所措，就像我花了一輩子追求生涯方向，卻發現自己選錯了。我曾以為當上醫生之後，至少會感覺自己有能力幫助病人，即便結果不一定完美。但我現在感覺，雖然我受過訓練、在醫學院讀了幾年書，還是沒有能力為珍做**任何事**，我懷疑自己當初為何要投入這個領域。

我在感受課上提出這個問題，尼娜和簡提醒我，有方法可以因應這種專業信心危機。我認為自己不需要治療，但還是瀏覽了一遍治療師名單，希望頁面會跳出某個名字。結果大失所望，我只看到我認識的朋友，我不可能把他們當成治療師去求診；至於其他名字，我完全不認識。我決定把這份名單拿給梅格．穆克醫生看，她身兼多職，包括臨床醫師的心理健康諮詢。

我和她一起坐下，告訴她我經歷了什麼事。我說我感覺自己無能為力，無法幫珍做任何事，她專心聽我把話說完，表示同感。她停下來想了一會。她問我是否有性別偏好，是否比較希望選擇年長、有經驗的治療師，還是年紀輕、比較能理解我現況的治療師。最後，她想到一個名字：凱瑟琳．佩蒂強（Katherine Pettyjohn）——這位女士十年前也曾參加我們的訓練課程。

「我想應該可以。我覺得她很適合，」梅格說。

如果搭乘大眾交通工具，只需要坐幾站就可以抵達佩蒂強的診所，她可以接受我的醫療保險。如果梅格認為她真的適合我，或者我認為她適合，那麼我應該給她一次機會。我打電話給佩蒂強治療師，約好下星期初診。

我抵達佩蒂強的診所後，在候診室裡坐立難安。我開始覺得很丟臉，我竟然需要向外求助。我心裡一直帶有偏見，如果我是病人的心理嚮導，但現在卻連自己都需要引導，不正好暴露我就是個冒牌貨？我感覺隨時隨地會有某個同事站出來指認我。他們不會用手指著我，但是會默默評斷我出現在治療師辦公室一事。不過更進一步思考後，我開始明白，這代表**他們**也看過治療師。我終於不再覺得羞愧，幾星期後當我走進治療師辦公室，確實看到有資深住院醫師從裡面走出來。我們只是對彼此微笑，然後各走各的。

我從候診室走到佩蒂強的小型辦公室，感覺就像進入了一間溫暖的浴室。辦公室裝潢雅緻，牆上掛著風格樸實的藝術作品，沙發上擺放了大小適中的抱枕。她的座椅旁邊放了一杯茶，她也給了我一杯。窗戶非常大，我心想，如果有一天我也能夠在這樣的辦公室治療病人，該有多好。

她問我為什麼來找她看診，這種互動場景我再熟悉不過，我不由得眉頭一皺。我告訴她關於珍的事情。

「我很遺憾，」她說。

她穿著一件棉質洋裝、一雙看起來非常舒適的鞋子，我一直盯著她的鞋子看。

「我想知道更多關於你和這個病人的關係，但是我又希望談論其他事情，只是我現在說不出到底是什麼。」

「你的意思是？」我問。

「嗯，你知道的，關於珍的事情，我沒有什麼可以幫忙的，但是我希望我們可以一起找到一些方法，正面的哀悼和面對失去。」

她停頓一會，身體稍微向前傾。

「不過，你還有其他事情要說。對吧？你來這裡不是因為你需要有人幫助你面對悲傷。」

我搖頭，眼眶開始泛淚。

「我不知道自己還要不要做下去，」我邊說邊不停地抽噎。

她將一盒紙巾推向我。

「繼續說。」

「我那麼努力工作，但是當我終於坐下來思考什麼事對我最重要，我甚至不知道自己是不是真的打算成為精神科醫生。」

「對你來說什麼事情最重要？」

「我想要——我必須——嗯，我真的不知道。」

「慢慢來，告訴我你想到了什麼。沒有答案是錯的，」她說。

我擤了一下鼻子，把衛生紙丟進左邊的垃圾筒。

「我想要幫助別人。這很老生常談，我知道，但是我想多數念醫學院的人都是這麼想的。我喜歡當醫生，因為除了功成名就，還能做好事，一舉兩得。醫生薪水高，當然現在還不夠高，但總有一天會，而且我能改變人們的生活，這一點讓我覺得很開心。」

「感覺你還沒有達到目標？」

我搖頭。

「就連珍的事情也沒有？」

「當然沒有，她都死了，」我斬釘截鐵地說，胸口燃起了一團怒火。

「死亡讓人很難接受。從醫學角度來說，通常是負面結果，但是長期來看，這是必然結果。不過我不確定，你的意思是你沒有改變珍的生活。對嗎？」

我當下啞口無言，一直在思考她的問題。我和珍剛開始見面時，雖然她都表現得很冷淡，但還是願意和我聊起她的痛苦。有好幾次問診時，我感覺她似乎非常渴望有人和她一起體會所有苦難、悲痛、和憤怒。這正是我能發揮的功能。

佩蒂強和我繼續談到我在訓練期間經歷過哪些正面和負面體驗。經過深入分析，我逐漸明白，我在治療許多病人時雖然是邊做邊學，但是我也確實觀察到，我的行為真的能夠幫助這些痛苦的人。不過，還是有一些病人讓我感覺無助、火大、驚慌失措，甚至導致我自己也陷入憂鬱。

「聽起來很像是投射性認同（projective identification），」她說。

「噢，對。沒錯，」我回說，但我完全不知道這個專有名詞代表什麼意思。

「有時候病人的內心感受到強烈情緒，然後將這些情緒釋放到外界，而最能夠接收這些情緒的人，就我們的情況來說，就是精神科醫生。有時候我們會不知不覺地，感受到病人釋放出的強烈情緒。」

「所以這就是我的情況？」

她聳聳肩。

「我不知道，」她隨口說，「如果你願意，我們可以試著找出答案。」

佩蒂強和我固定每星期碰面，大概持續了兩個月，這就是短期心理治療介入法。她總能提出獨到見解，而且願意採取支持立場、營造友善的環境，讓我自己面對問題。我發現這幾次療程非常有意義，它們幫助我更清楚地理解精神醫學領域，以及我在這個領域累積的經驗，包括所有負面經驗。到了第三年，我們的訓練課程主要以門診為主，我和佩蒂強都認為，這時正是停止治療的最佳時機。

「如果未來你想要重新開始，我都會在這，」她說。

「謝謝你，」我說。

瑞秋：我決定明年我們共用一間辦公室，覺得開心嗎

我：沒有事先討論，就看到我的名字和你放在一起，我很驚訝

瑞秋：一年只有第三季的星期四上午門診會重疊，搭配得簡直天衣無縫

瑞秋：那個時段我一定會用到這間辦公室，你可以另外找地方

我：沒問題，但是我會把我所有最難治療的病人，統統轉去你的心理治療團體

瑞秋：身為他們的治療師，我向你保證，他們會需要額外幫助

我：說得沒錯。哎喲，但是你說得沒錯

瑞秋：我要去布置了

瑞秋：希望我們有一間像樣的辦公室

我：我們可以把它漆成粉紅色嗎？

瑞秋：我想漆成粉紅色和黃色

瑞秋：條紋狀

我：我喜歡黃色！

瑞秋：那些孩子還好嗎

我：很好，奎德拉托很優秀。

瑞秋：讓你知道一下，沒有人那樣叫他，要嘛叫他Q醫生，或是直接叫他奎德。

我：謝謝你告訴我，向那些孩子自我介紹說我是亞當，是這裡的醫生，感覺似乎很不錯。

這樣可以嗎？

瑞秋：我不知道

瑞秋：我都說我是齊格勒埃姆醫生

瑞秋：但是沒人聽懂

瑞秋：所以後來他們都叫我瑞秋

瑞秋：特別是因為工作人員向病人介紹時，都叫我瑞秋

瑞秋：我想班就叫班醫生

瑞秋：你可以叫亞當醫生

27 朋友不會一起過夜 Friends Don't Have Sleepovers

達里爾預計出院的日子終於到來。我一直非常期待，希望出院日期能夠安排在我正式結束當週輪訓之前。當天下午我們安排了一次家庭會議。達里爾和我進行最後一次療程，我們就在休息室裡玩疊疊樂。

「要回家了，感覺如何？」我問。

他聳聳肩。

「如果你覺得緊張，沒關係。你在這裡住了一段時間，回家之後會出現各種情緒感受，這很正常。」

「我很高興能看到我弟，」他回道。

他滿臉沮喪。

「怎麼了？」

「我希望我們可以跟媽媽住。」

「你們要輪流在媽媽家和爸爸家住，對吧？」

他點頭。

「有兩個家一定很不容易。」

「不是這樣的，」他回道。

「那是怎麼樣？」

「在媽媽家，我很自在，我可以做自己。但是在爸爸家就不行。」

「什麼意思？」

「我不能開玩笑或頂嘴，不能做這、做那，即使我不是故意的，有時候他還是認為我在嘲笑他或之類的，然後我就真的挨打。」

「什麼意思？」

「用皮帶。」

他看著我，感覺我像個傻子一樣。我覺得自己就是。

「如果你開玩笑，你爸爸就會用皮帶打你？」

他點點頭，然後輪到他抽出下一個積木。整個積木塔瞬間倒塌。

「有時我覺得很沮喪，因為我真的很努力融入，但是每次只能持續很短時間。」

我大聲吐氣。

「聽起來真的很難。」

他聳聳肩，我們安靜地坐了一分鐘。

「差不多要吃午飯了，」我說，「等等家庭會議見。」

我立刻呼叫奎德拉托，我們在他的辦公室碰面，裡面擺放了各式各樣的玩具和紀念品。他說這是為了和病人有話題聊，但我感覺他真的很享受這個辦公空間。

「看來達里爾的父親用皮帶抽他。」

「他告訴你的？今天？」

他嘆了一口氣，身體轉向電腦，但是臉仍面對著我。

「他到底說了什麼？」

「他說在爸爸家會很不自在，如果他不守規矩，他爸爸就會用皮帶抽他。」

奎德拉托從瀏覽器進入某個網站，然後打開一份文件。

「你填過這份表格嗎？」他問。

「我連那是什麼都不知道。」

「這是51A。身為醫生，我們有通報義務。當我們聽到有小孩陷入危險，就必須向兒童與家庭部正式通報。」

「噢，我的天。我應該說些什麼嗎？如果他們毀了一個孩子的人生怎麼辦？」

「第一，你有義務說出來，而且要正式通報。」

他把鍵盤交給我。

「第二，如果是第一次通報，他們很有可能會直接刷掉。如果沒有累積大量申請案和證據，他們不會採取任何激烈手段。老實說，你聽到的不只是皮帶體罰而已，你也知道不會有任何改變，這絕對是這份工作最令人厭煩的地方。」

我開始打出達里爾告訴我的事。

「盡可能一字不漏地記錄下來，不能出現任何廢話、誇大或是簡化。就是如實陳述，今天下午我會告訴他的父母，我們已經通報。」

「你在開玩笑嗎？我們要告訴他們？」

「當然必須告訴他們。別緊張，我會跟你一起。」

❖

當天下午我們抵達時，黛博拉和她前夫已經坐在那。達里爾坐在奎德拉托醫生的座椅上轉圈。

「為了讓自己放鬆，我明白，」奎德拉托先開口說。

「你是怎麼做才不會頭暈的？」男孩問。

「祕訣是到了第十圈就停止，」他回說，然後抓住椅子。「去坐在你父母中間。」

「我兒子接受這種所謂的治療，天曉得有多久了。」

「我們覺得達里爾進步很多，真的。」

我開始掌控全場，談到達里爾住院之後有許多正面改變。我說他的心情開朗許多，願意和我討論很多話題。我們一起討論接下來的因應策略，未來幾個月他可以和新的門診治療師一起商量和調整這些策略。黛博拉對著我微笑，她前夫看著我，就好像我要賣他二手車一樣。

接著奎德拉托打斷我，告訴達里爾去休息室待幾分鐘，我們需要處理一些文件。達里爾把門關上之後，奎德拉托轉向我，用眼神示意我告訴他們51A文件的事。

「今天達里爾告訴我，和你住在一起讓他覺得很不自在，」我對達里爾的父親說。

「自在？他沒有辦法像在她家那樣得到皇家待遇？是啊，好吧。」

「他說有時候你會打他。」我肺部的空氣逐漸變得沉重，我覺得很難受。「他說你用皮帶打他。」

「那又怎樣？你可能還沒有小孩。你知道什麼是紀律嗎？」

「老天，」黛博拉搖頭說，一手扶著額頭。

「真是受夠這種鳥事。文件在哪？我們走吧。」

「根據州政府規定，我們有通報義務，我們必須依法向兒童和家庭部通報。」

「你到底做了什麼？！你這個爛人！」

他氣到臉部漲紅，緊握拳頭。

「如果這是你第一次被通報，很有可能被兒童和家庭部刷掉，但是我們強烈建議你和他們合作，以後不要再打你兒子。」

我沒想到自己竟然能如此鎮定地說話。

「簡直胡說八道。」

他轉向黛博拉。

「你知道這些全是鬼扯。只是因為這些冒牌醫生偏袒你，你就覺得很開心。我絕對不會為這次住院付錢。如果你要向那個什麼兒童部通報——」

「我們已經通報了，」奎德拉托說。

「我會告你們。」

他起身，甩門離開。

黛博拉全身顫抖，為他的行為向我們道歉。

「我不知道皮帶的事，但是我一點也不覺得意外，」她說，「或許過段時間他會冷靜下來，至少在我可以重新爭取完整監護權之前。」

她站起身，重新恢復鎮定，對我們兩人伸出手。

「謝謝你。噢，別擔心，我相信他不會請律師，除非他的離婚律師兼差處理醫療疏失案。」

「保重，黛博拉，」我說。

「你也是，史登醫生，也謝謝你之前的幫忙。」

我從門上的玻璃嵌板望出去，看著他們三人一起走出住院病房。

「嗯，你做到了，」奎德拉托說。「感覺如何？」

「很不安，」我回道。

「是啊，那種感覺永遠不會消失。」

❖

瑞秋和我結束第二年訓練課程之後，絕大多數晚上都膩在一起。在我們第一次接吻之前，長達好幾個月我們猶豫不決、不斷錯失機會，所以現在要努力彌補曾經失去的時光。我們也知道，這將是我們在同一個訓練課程、成為共同住院醫師的最後一年。接下來她要開始申請全國各地的兒童與青少年精神醫學訓練課程，我則會在哈佛長木醫學園區多待一年。只要一想到之後的生活將會出現變動，就讓我焦慮不安。只有我們兩人相處時，我完全不會掩飾自己的情緒。

「今天早上有發生什麼事嗎？」我們搭地鐵在醫院附近下車時，瑞秋問我。

「我？沒事，」我回道，將頭轉向一邊。

我們繼續走著，陷入尷尬的沉默，完全不知道米蘭達就在我們後方大約一百英尺遠的地方，親眼目睹我們兩人一起下車。

「我們什麼時候要告訴其他人我們兩人的事，」我問。

「千萬不要，」她面無表情地說。

「說真的，實在有些好笑，我們幾乎每天晚上都待在一起。」

「是啊，可是如果最後行不通呢？到時候所有人都知道我們的事。」

「那又怎樣？」

「我不希望每次他們看到我們，就想到那件事。」

我想到艾琳前陣子決定不讓其他人知道她的情感缺陷。或許職業女性必須面對某些特殊處境，而男性卻沒有這方面的困擾。或許這是某種特權吧，至少我一點也不在意是否有人知道我和瑞秋正在交往。也可能是她覺得和我在一起很丟臉。

「如果只告訴我們的好朋友呢？只有艾琳和米蘭達。」

她搖頭。

「現在還不是時候。如果一切順利，我們最後真的在一起了，再告訴他們。」

「你是希望有一天我們突然告訴他們，我們訂婚了？」

「這樣有什麼不好？」

「就是覺得有點——」

「太講究？」

「我想說的是瘋狂。」

「精神科醫生不應該說出那個字。」

「如果是套用在我們兩人身上，倒是無所謂，」我回道。「說到這個，今天晚上我應該要去找米蘭達，準備MM討論會。」

瑞秋代替我擺出痛苦的表情。MM兩個字母分別代表「併發症」（morbidity）和「死亡病例」（mortality）。在醫學界，各專科都會定期舉辦這種會議，整個部門每個月開會一次，公開討論治療結果不如預期的棘手病例，包括但不限於死亡病例。這麼做的主要目的，是深入分析極具挑戰性的治療過程，讓所有參與人員相互學習。在類似外科等領域，MM會議通常會討論技術方法以及發生的具體錯誤。在精神醫學領域，這種會議更常讓人感覺像是在發表祭文，主要是分析死亡病患的性格特徵：身而為人，他們具備哪些特質？我們身為精神科醫生，要如何幫助他們擁有他們想要的人生？面對治療結果不如預期的病例，我們可以有哪些不同做法？MM討論會就近在眼前，這次會討論珍。我很焦慮，正好米蘭達也曾經在南四大樓見過珍，所以她同意幫忙。

我們約好在她的公寓碰面，但是我們遲遲無法開始認真工作。米蘭達個性活潑、擅長社交，所以很難不瞎扯閒聊。我敢打賭，她這樣的特質在面對沉默寡言的病人時，絕對能派上用場。

「所以你和瑞秋是怎樣？你們現在在約會嗎？」

她的問題讓我措手不及。

「啊，你說什麼？」

「今天早上我看到你們兩人一起下車。」

我不發一語地坐著，希望我的嘴巴能吐出讓人覺得深受啟發的說詞，但是並沒有。

「我們只是朋友，」我說。

這樣說也沒錯，但並非全部的事實，米蘭達也心知肚明。

「像我們這種年紀的朋友，不會一起過夜。」

又是一陣令人尷尬的沉默，我絞盡腦汁，卻想不出該說什麼。我知道瑞秋不想要任何人知道，但是我又不能對我的好朋友說謊。

「你問瑞秋就知道了，」我最後說道。

米蘭達會心一笑。

「好吧。」

我們終於開始製作簡報，冷靜客觀地描述珍的個人生活和治療過程，內容範圍從精神科藥物介入到家庭互動，以及介於兩者之間的各種治療方法，卻無法真實呈現我和珍互動時的人性面。在治療過程中，我很同情她的遭遇，也很希望她能完全康復，但是這些感受很難透過簡報傳達。

當週稍晚，我們在MM討論會上報告珍這個病例，沒想到台下觀眾竟然這麼熱情、好奇與投入。房間內坐滿了同部門的精神科醫師，大約有五十個人，有些人已經行醫長達數十年。其中一名資深精神科醫師，是佛洛依德學派核心成員的直系弟子，在醫界名氣響亮。沒有人真正在意病人服用哪些藥物，或是珍死亡時法院發出什麼命令。大家反而要求我多分享一些她的個人故事、我們兩人的互動情形。我向大家描述我和這名年輕女性的相處過程，她個性開朗大方、通情達理，但是每當機會來臨，她又會不自覺地被恐懼所淹沒。接著我提到，每次和她互動時，我總感覺自己無能為力，我猜想珍生前多數時候必定也有相同感受。最後結論時我說，自己很榮幸有機會認識她，她教會了我許多事。我希望自己可以為她做更多。

蕾丁醫生回應說，她相信我已經做了很多。

「有時我們每件事都做對了，但是壞的結局會一直困擾著我們，」她說。

瑞秋：米蘭達覺得你是個大怪物，因為那天你講的話很奇怪

瑞秋：別讓自己變成怪物

我：是啊，嗯，現在你該知道，為什麼我那麼希望公開我們的事。因為一定會有人問起

我：所以你只是要確認我能夠理解，她可能告訴你說「亞當很怪」，然後你回說「我不知道他怎麼了」之類的話，對吧？

瑞秋：她說她問你關於約會的事

瑞秋：但是你回答得很模糊，然後你告訴她說，晚點你會跟她說

瑞秋：我就說我什麼都不知道，但是你有提過在網路上認識了幾個女生

我：唉，好吧

PART 3

第三年與第四年

YEARS THREE AND FOUR

28 別急著行動，只管坐著
Don't Just Do Something, Sit There

精神醫學訓練課程主要是在教導與人類發展有關的基礎理論，著重於分析每個人一生中都會經歷的情緒發展階段。心理學家艾利克・艾瑞克森（Erik Erikson）指出，人的一生會經歷八個發展階段，從嬰兒期開始，接著依序進入不同階段，直到老年期。精神科住院醫師的發展階段似乎與這八大階段非常類似，但只橫跨了四年。就如同嬰兒必須依賴父母，新來的實習醫生幾乎只能依賴訓練課程和資深住院醫師的引導，邁入下一個階段。隨著時間累積，實習醫生逐漸成長、進步、學會重要技能，他們很想獨當一面，卻又不時感到羞愧、懷疑自己。菜鳥住院醫師希望能夠獨立處理所有事情，但是當事情出了差錯（這經常發生），打擊就會特別大。他們或許會覺得自己沒什麼價值。到了精神科住院醫師訓練中期，住院醫師會努力提高生產力，找到自身價值。理想的訓練課程能夠讓住院醫師感覺自己被接納、被鼓勵，甚至獲得同儕和導師的讚賞。有時候，住院醫師會在訓練過程中找到親密伴侶，就像瑞秋和我，否則就只能孤單一人，在與世隔絕的學術界生活。最後，隨著時間流逝，終點近在眼前，這時候住院醫師會希望自己有所成就，成為一名正直的醫師。

我們的訓練課程正式邁入第三年，這時候的我大概處於中期發展階段，開始覺得有歸屬感。我終於進階到這個訓練階段，多數時候我會坐在辦公室裡，替那些主動上門求助的病人看診。我分別接收了需要接受心理治療的病人，以及服用精神科藥物的病人；另外針對少數病人，我會扮演更傳統的精神科醫師角色，也就是由同一位醫生整合運用精神科藥物和心理治療方法，增加療程頻率和時間。

我治療的病人情況各有不同。有些病人是第一次接受治療；有些是由主要醫療團隊的醫生轉診到我的門診，我是他們第一個見到的精神科醫師；還有些則是接受治療多年，歷經一個又一個住院醫師。其中有不少病人告訴我，他們感覺自己就像哈佛的教職人員，指導住院醫師如何成為更好的醫生，這樣的角色讓他們感覺自己是有用處的，也非常引以為傲。

在頭兩年訓練課程期間，我閱讀了各種精神疾病資料，現在終於能實際治療部分疾病。我主要負責照顧情況**穩定**的病人。他們服用相同藥物多年，只需要每隔幾個月回來門診確認情況是否良好，然後領取連續處方箋。許多病人另外有自己的治療師，這些治療師各自擅長不同專業領域，更懂得如何化解病人內心的糾結。以前我完全不敢想像治療這些病人的過程竟然如此平靜、超脫現實，基本上我不需要做任何事就能幫到他們。有好幾次我發現，如果我替這些病情穩定的病人更換藥物，例如簡化用藥或改用鎮靜效用較低的抗憂鬱藥物，結果都會變得更糟：病人的病情會開始惡化，或是出現從沒見過的副作用。某位指導老師曾提醒我，如果我能抱持「**別急著行動，只管坐著**」的態度，就能讓病人的病情維持穩定，過著有品質的生活，不至於讓情況惡化。

另一種類型的病人是第一次接受診斷，我也終於有機會從頭開始與他們建立緊密關係。在南四大樓，許多來找我的病人已經接受治療多年，有的甚至長達數十年，他們心中早已有了根深柢固的想法，主觀認定精神醫學能或不能為他們做到哪些事。但是我的某些新病人此前甚至沒有看過精神科醫生。我很自豪自己能夠讓他們清楚知道，尋求心理治療可以是一段愉快舒服的經驗，雖然不一定每次都能帶來改變。

「來這裡讓我覺得很緊張，但是你看起來沒有那麼恐怖，」某位年輕女性對我說，她因為恐慌發作，由主要醫療團隊的醫師轉診到我這裡。

「你這裡連一張沙發也沒有，你一定不是非常優秀的精神科醫生，」某個有注意力不足問題的年長男子說。

面對這些新病人，我真的很感謝我們之間能夠達成共識，我們都願意相信，只要運用我所累積的專業知識，就能一起努力改善他們的生活。如果我遇到困難，即便我已經盡了最大努力，病人的情況仍持續惡化，我可以向很多指導老師和導師求助。最後一點，參加這項訓練課程的住院醫師會代代相傳「不要自己一個人擔心」的口號，到了第三年，我開始覺得這個建議真的很實用。成為第三年住院醫師之後，我手上有一堆門診病例，如果不是遇到準備好聽我解釋、願意傾囊相授的知名精神科醫師，我恐怕沒辦法治療那些複雜難解的病例。

自從我在星期二下午的精神病藥物門診為奧倫看診，更是覺得那個口號非常受用。奧倫將近七十歲，來自以色列，過去三十年一直住在波士頓，擔任洗碗工。他說，這對他而言是一份好工作，讓他覺得自己有生產力，而非一無是處；工作時不需要跟太多人互動，所以不會感到有壓力。他告訴我，每天輪班時，從他進餐廳開始、完成分內工作、到他離開餐廳，完全不用跟任何人說一句話。由於奧倫是重度偏執狂，所以洗碗這工作非常適合他。他的情況並不符合妄想型思覺失調症的傳統定義，妄想型思覺失調症通常會在成年初期病發，會出現明顯的精神病症狀。但是奧倫不一樣，他剛來美國時，不是很了解這裡的文化，想法變得愈來愈陰鬱、可怕。

「對我來說真的很難，」他說，「我會來這兒是有充分理由的——我需要擺脫家人。但是來到這裡之後，我常常不知道大家在說什麼。如果有人開玩笑，我會以為他在嘲笑我。如果有人借我一隻手，我會想，他或許是為了拉住我之後把我推下去。」

時間久了，原本的小心謹慎逐漸變成了赤裸裸的偏執，二十多年前奧倫接受強制住院治療，他說那次經歷讓他痛苦不堪，留下了一輩子的情感創傷。

「如果要重回精神病院，我一定會先割喉，」在我們進行第一次療程時，他一再這樣說。

「這對你一定是非常可怕的經驗，才會讓你有那種感覺。」

他只是搖搖頭。

「可以告訴我嗎？」

「不行，」他說。

他開始放聲大哭。

他持續哭了幾分鐘，最後他向我道歉。我有些疑惑地看著他。

「如果你不能在這裡對我說出心裡的痛苦，還能去哪？」

「謝謝你，史登醫生。我很感謝。」

看來我們有了很好的開始，我自大地以為我已經做好萬全準備。就醫學專業來說，他是我的精神科藥物門診病人，屬於藥物管理（medication-management）門診，看診時間短，而且多數病人並不需要時常回診。不過，在我開始接受第三年輪訓之後，我發現精神科藥物門診的許多病人，會把看診當作一次「微治療」機會。即使我向病人解釋我想到的治療架構，他們還是會採取自認需要的互動方式，我也不會過度堅持一定要怎麼做。奧倫每四個星期會回診，然後和我連續聊二十五分鐘。我感覺，我是他在這世上唯一能交談的人。

我認為，低劑量抗精神病藥物治療對他會很有幫助，能夠有效壓制他的妄想症。我想像他的恐懼情緒和社交焦慮會逐漸消失；我甚至設想，他會在過去數十年他一直想逃離的外在世界裡，交到朋友或是遇見真愛。他拒絕服用我開的處方藥，但是他的解釋前後矛盾。我猜想，他曾經接受強制治療、被迫服用藥物，因此留下精神創傷。只要一想到必須接受藥物治療，或是回到精神病院，他整個人就會被恐懼所淹沒。

在我們合作初期，我會針對不同階段、不同狀態提供適合的藥物，但是每一次他都斷然拒絕我的處方藥。他只是想要每個月來門診看我，把每一次看診當作短期心理治療。因為治療時間短、又不需要頻繁回診，所以不會對他造成困擾，事實上，這樣的治療模式更適合他，因為他討厭與人互動，即使面對像我這樣態度友善的人，也無法自在相處。

我向一位指導老師馬克．麥昆（Mark McQueen）提出疑問。

「能耽誤您一分鐘嗎？」我走去他的辦公室，發現門沒關。

「當然，請進。」

麥昆醫生非常受到住院醫師們喜愛，他總是態度親切、熱情地對待每一個來找他的人，但我最欣賞他的地方是，他完全是個正常人。許多選擇進入精神醫學領域的人，個性多少有些古怪，不過精神科醫生肯定不會輕信這種說法。麥昆或許是例外情況。他年紀大約是中高齡，平時穿著隨意；他在同一條路上有一間辦公室，那原本是一間小店鋪，重新裝潢得非常溫馨舒適。麥昆會在走道上和住院醫師聊聊他們的生涯和個人興趣，私底下也會想方設法詢問住院醫師的生活近況，討論哪些事情對他們最為重要。**誰是你人生中真正重要的人？你都**

如何打發時間？你會做哪些休閒活動？他的做法是深入理解每個人的內在，而不是想辦法解決棘手的精神疾病問題。

「我星期二的門診有個精神科藥物病人，我認為他有精神病，但是外表看不太出來，他現在生活正常，有一份工作，已經做了好幾年。他自食其力，沒有傷害任何人。但是他不想服用任何藥物。」

「所以有什麼問題？」麥昆非常疑惑地問。

「嗯，這是精神科藥物門診，」我回道。

「這是門診，你是醫生。他是病人，想要尋求幫助，希望你可以幫他。在我看來，事情非常簡單。」

「所以我不應該取消他的門診？」

「你在開玩笑嗎？為什麼要取消？」

「或許應該把時段讓給另一個我真正能提供幫助的病人？」

「亞當，你讓這個人每個月來找你看門診，就已經是在幫他了。我知道，或許看起來沒有幫到他，但是你願意接受他原本的樣子，這可能是整個治療計畫中最有療效的部分。」

這時候我想到了珍。距離她離世已經過了好幾個月，我愈來愈能接受或許我並不是沒有幫到她，只是我仍無法相信自己真的有盡力幫助她。

「我應該繼續想辦法讓他服用藥物嗎？」我問。

「當然，但是你要先成為他的盟友，」麥昆說。「事實上，如果你能讓他相信，你不只是在催促他吃藥，或許更能夠說服他吃藥。」

接下來一年半，每個月我都會和奧倫碰面。他從不會錯過任何一次約診，門診結束時會一再向我道歉。我感覺我是他這輩子唯一信任的人。但是，就在他接受治療一年後，他的妄想症開始惡化，治療時我們兩人的互動出現變化。

「我搭地鐵去工作，途中我發現有兩個人跟蹤我，」他語氣嚴肅地說。

「你感覺自己受到這些人威脅？」

他點頭。

「他們在地鐵公司工作，也可能不是，我不確定。他們穿著制服，但識別證看起來不是。」

「他們跟蹤你？」

他點頭。

「每次都是同一批人？」

「沒錯。嗯，不是。有時候是不同的人。」

「他們有接近你，或是和你有任何互動嗎？」

他搖頭。

如果是以前，我可能會犯錯，會直接面對他的幻想，但現在我知道，這麼做只會造成反效果。假使我間接從側面切入，對他的經歷表示同情，或許能夠取得一些進展，避免他內心警鈴大作。

「聽起來有些恐怖，」我說。「不過，我真的覺得很慶幸，他們似乎不像要跟你搭訕，也不是真的想和你直接互動。你覺得他們危險嗎？」

他搖頭，眼睛盯著磁磚地板。

「還不至於。」

眼看療程的時間即將結束，我必須說服自己，他能安全地離開我的辦公室，而且是時候再次嘗試開處方藥給他了。經過幾個月的治療，我已經取得他的信任，或許這一次他會接受。

「之前你有沒有因為感到恐懼，可能做出某些舉動？」

「什麼意思？」

「使用暴力，甚至是為了自我防衛？」

他嚇了一跳。

「我從沒有攻擊任何人，即使是自我防衛。我甚至不會去傷害一隻蒼蠅，你知道的，你了解我。」

「我懂。」

我嘆了一口氣，低頭看著地面，努力思考該如何組織接下來要說的重點，說服他接受。

「奧倫，」我開口說，「在我們結束今天的療程之前，我想讓你知道一些事。第一，你要知道我很關心你，我知道你是好人。第二，你要知道，不論發生什麼事，你可以隨時隨地呼叫我，我會回電給你。如果你感到害怕、恐懼、驚慌，你可以到急診室，我的同事會打給我，告訴我你在那。如果你覺得不安全，待在那裡他們會保證你安全。懂嗎？」

「我懂，但是——」

「但是什麼？」

「如果我去急診室，他們會要求我住院，我已經跟你說了好多次，我寧可割喉，也不願再去那個地方。」

「他們不會不先跟我討論，就把你送進病房。」

「但是，史登醫生，如果是你告訴他們我必須住院呢？那種痛苦我會更難忍受。」

「當我認為住院是確保你和周遭人安全的唯一方法，我才會那樣建議。我向你保證。」

他對我做了鬼臉。他似乎知道，我剛剛說的話並不能百分之百保證，如果他真的精神病發作，我絕對不會讓他住院。他確實是對的。

「在我們結束療程之前，最後我要說一件事，我還是覺得藥物治療可能對你有幫助。」

他搖頭，雙手不停抓著大腿，看起來很緊張。

「你確實因為地鐵上這些人感到不安，」我稍微提高音量說道。

他點頭。

「我可以開藥給你，讓你不那麼害怕。這藥很安全，而且有效。除非我認為這樣能幫助你，不然我不會開藥給你。」

「抱歉，史登醫生，我還是決定拒絕。再一次謝謝你。一個月內我會再來看你。」

他快步離開我的辦公室，我猜想下一次再見到他，或許是在急診部，或是更糟的情況，在地方新聞報導中。我認為他不會暴力對待其他人或他自己，但是我也不敢肯定。

到了下一次約診時間，奧倫沒有現身，這是過去一年多以來首次出現的情況。我打電話給他，留下三條訊息，請他回電給我。我只是想知道他是安全的。我再次聯絡麥昆醫生和穆克醫生尋求幫助，他們都建議我寄信給他，催促他下次要來看診。這封信會被納入病歷紀錄，證明我曾試圖重新與他取得聯繫。寫信是為了讓他重新接受治療，同時也是自我保護，以此證明雖然他不再參與治療，我依舊主動關心他。我會在信上寫明，如果要讓他持續接受治療，就必須定期約診，如果下一次約診他沒有出現，我們就會終止治療。我真的很不願意威脅他，說我們將會終止他的治療，但這是必要程序。如果他不來看診，我就沒辦法幫他預約時間；如果他不來看我，我就沒辦法對他的治療負責。

我焦急地等待他出現，小心翼翼地看著原本約定的下一次看診時間逐漸逼近。整點時，他來報到了。

「我收到你的信，」他說。「對不起，我真的很抱歉。我一點也不可靠。」

「奧倫，你以前從沒有發生這種情況。我很高興你來了。我很擔心我們上一次見面讓你覺得不舒服。」

「噢，不是。真的不是這樣。你是很好的醫生，我知道。這是我的錯。」

「這不是任何人的錯。我只是——」

「史登醫生，」他打斷我。

這是他第一次打斷我說話。我抬起頭，過去幾個月以來，我第一次看到他這麼邋遢。他的衣服破舊不堪，眼袋浮腫。

「我有事拜託你。」

「什麼事？」

我非常希望他要求我開處方藥。

「我需要一封信，上面寫說我很正常。」

「什麼意思？」

「我需要一封信，上面寫說我不會危害任何人，我沒有精神方面的問題。我需要隨身攜帶這封信。」

「用意是什麼，奧倫？」

「我要隨身攜帶這封信，如果地鐵上這些人發生任何事情，警察就會知道有個受人尊敬的醫生說我是好人。」

「發生任何事情？」

他點頭。我瞪大眼睛看著他。奧倫，請給我一個理由，說服我不要把你送進精神病院。

他似乎看穿我的心思，立即改變說話語氣。

「我不會傷害一隻蒼蠅。你知道的，史登醫生。你了解我。我不會傷害一隻蒼蠅，就算是為了自我防衛也不會。我只是需要那封信。就這樣。」

我開始想像這次療程的各種可能結果。我大概不會依照他的要求寫那封信給他。他**真的**有精神病。或許我會寫一封毫無意義的信給他，裡面只有一堆醫學術語，沒有任何實質內容，這樣或許能夠安撫他繼續接受我的治療，但這麼做的目的是什麼？或許是時候對他說實話了，也許他會聽我的。

「我不能按照你的要求給你那封信，因為我真的認為你會受到妄想症的症狀影響。奧倫，它不會讓你變成壞人或是危險的人。你是好人，但前提是你願意接受藥物治療。不如我同時開處方藥和寫一封信給你，信上寫說你在我的照顧之下正在接受治療。那樣的信件內容會很有幫助。」

現場陷入漫長的沉默。

我繼續說：「藥物治療可以——」

「謝謝你，史登醫生。不用，我不需要藥物治療。謝謝你，我沒事。」

他突然起身，接著走向我。我從來不擔心自己的安全。他是好人，我不相信他會故意威脅任何人。但是我還是很擔心，他的妄想症會導致他為了自以為是的自我防衛理由，而攻擊其他人。

他伸手向前，抓住我身後的門把。門輕柔地關上，我的心臟開始狂跳。我跑去麥昆的辦公室，門正好開著，我告訴他剛剛發生的事情。

「或許我應該讓他住院。如果他從那裡出來，殺了地鐵上那兩個人怎麼辦？」

「你認為他會嗎？」

「我認為不會。他沒有暴力史，完全沒有。過去二十年他一直與周遭相安無事。他沒有管道可以取得槍枝。他有工作，也沒有任何暴力紀錄。他的想法常常自我矛盾，他又希望自己不曾有過那些想法。他會在殺害任何人之前，先自我了結。」

「你認為他會那麼做？」麥昆醫生問。

「其實我不知道。我認為他不會那麼做。如果我把他送進精神病院，他會很安全，但是能持續多久？三天？之後他可能會出院，一切又回到原點，只不過他再也不會相信任何精神科醫生。」

「聽起來你已經有了答案。」

「所以我應該什麼事也不做？」

別急著行動，只管坐著！我突然想到這句話。

「所以我應該什麼事也不做，」我斷然地說。

麥昆醫師的呼叫器響起，他的下一位病人到了。

「謝謝你，麥醫生，」我說，有些困惑地離開他的辦公室。

接下來兩個月，每天我都會仔細閱讀《波士頓環球報》，搜尋是否有奧倫的消息，但是完全沒有。直到我的住院醫師訓練課程結束之前，我一直有幫他預約看診時間，但是再也沒有見到他。我只希望我們之間的盟友關係足夠穩固，未來某一天，他或許會願意給另一位精神科醫師一次機會，但是我不確定。

後來我愈來愈少翻閱《波士頓環球報》，一段時間之後我終於接受，不論他在世界上發生什麼事，我們的治療是真的結束了。

我有幫到他嗎？我們的治療持續了將近兩年，我確定有幫到他。停止治療之後，就再也沒有奧倫的消息，我一直猜想他正在做什麼。有一部分的我知道，我不可能找到答案，我也希望自己不知道答案，因為我害怕聽到悲劇的結果。

29 活在當下 Being Present

我坐在課程總監蕾丁醫生舒適的辦公室裡。我的眼睛再度被大型窗戶吸引，我想像自己有一天也能夠擁有這麼高檔的辦公室。我們兩人見面是為了檢討我的年度績效。

「亞當，這工作對你應該很容易。每個人都覺得你做得很好。」

「什麼？真的嗎？」

她點頭。

「但沒有理由自滿。你沒問題，繼續保持進步，你會做得很好。總會有需要改進的地方。」

「我理解。」

就和新生訓練第一天的情形一樣，蕾丁醫生總是有辦法用很精簡的話掌控全場。她有過去我不常見到的嚴厲的一面，但是今天她對待我的態度相當隨和。

「那麼，你在想什麼嗎？」

「喔，沒有，沒在想什麼。聽到你說我沒問題，感覺鬆了一口氣。」

「住院醫師工作以外的生活過得如何？」

「很好。」

「你也知道，我有聽到一些事情，」她面帶微笑地說。

她指的是我和瑞秋的地下情嗎？

「你有聽到？」

「那是我的工作。」

「我知道了。你有想要跟我說什麼嗎？」

「我看不出有什麼理由要這麼做。你呢？」

「沒有，沒有，我沒有要說的。謝謝你，蕾丁醫生。」

我起身打算離開，但是有件事一直困擾著我，於是我轉身走向她。

「蕾丁醫生？」

「嗯？」

「如果說，當然只是假設，兩個同班的住院醫師發現他們陷入熱戀，這樣算是違反什麼職場規範嗎？」

她忍不住大笑。

「兩個住院醫師在這裡相處一年，很容易就會走到一起。有時我都懷疑這個課程是不是也附帶提供了交友服務。」

我笑了。

「這下我就放心了。當然，這只是假設。」

「當然，在這些假設情況下，一定要避開任何牽涉權力不平等的戀愛關係。不要和任何必須接受你評估或是評估你的人約會。懂嗎？否則我和人資部門一定會介入。」

我點頭。

「謝謝你，蕾丁醫生。」

❖

成為第三年住院醫師之後，我們就可以向聯邦國家醫療委員會提出申請，取得醫師執照從事獨立診療。雖然我們還有一年的訓練課程要完成，但是這項課程允許我們在附近醫院兼差，這是賺外快的大好機會。學術醫學中心幾乎全靠實習醫生咬緊牙根努力幹活，才有辦法維持營運，這些實習醫生常常每星期工作八十小時，卻只能領取最低薪資。在醫院外兼差讓我學習到兩項寶貴教訓。第一，我知道自己擁有的技能頗受社會重視，我的工作可以獲得相當優渥的報酬。如果我每個月兼差兩次，薪水就能成長兩倍。此外我也意識到，我們的訓練課程實際上是在教導我，如何成為優秀的精神科醫師，有能力應付眼前任何挑戰。歷經急診部碉堡以及南四大樓精神科病房的深度洗禮之後，我確實發現自己愈來愈懂得如何應付在兼差醫院發生的各種精神科急診事件，連我自己都覺得有些不可思議。我們黃金資優班的同學也明確提到，如果有誰感到不知所措或是不確定，任何時候都會有人提供非正式指導。我只要打一通電話給瑞秋、艾琳或米蘭達，心裡就會感覺踏實許多。

但是在培養這些外在能力的過程中，並非總是一帆風順。某天我在一家獨立的精神科醫院第一次兼差輪班時，為一名有幻聽和妄想症的病人辦理住院手續。這名新住院病人的情況相當單純，一開始我讓他服用少量的抗精神病藥物奧氮平。我走去護理站，在醫囑單上寫下醫囑，這感覺有些奇怪，因為我這輩子寫過的醫囑單都是在電腦上完成的。我寫說病人睡前需要口服一顆二．五毫克的藥丸。三小時後，一名護理師呼叫我，語氣聽起來非常驚慌失措，她後來才發現我的醫囑上有小數點。

「我給他服用太多藥丸！」她一口氣說完。

「你給他多少？」

「二十五。」

「二十五？！那樣會讓他一路睡到下星期二，如果他會醒來的話！」

我的腦海迅速閃過一些畫面，我開始想像不久之後就會看到新聞頭條和法院判決。我一定會被吊銷執照。

「我馬上過去。」

「你要怎麼做？」

「我會整晚坐在他身邊，每十秒鐘檢查一次，確定他還有呼吸。」

當我走進病人的病房，發現他一動也不動地躺在床上。我快步走向他，在床邊大聲自我介紹。

「雅各比先生，我是史登醫生，」我大聲說。

沒有回應。

「雅各比先生！」

我握住他的手，用力捏了一下，他的手反射性地回捏我的手，但是雙眼依舊緊閉。

「雅各比先生，我會輕輕搓揉你的胸骨，讓你清醒一點。」

這種急救方法聽起來似乎很舒服，實際不然，你得用拳頭按壓一個人的胸部，刺激他的身體做出反應。如果他沒有回應，我就要把他送到地區急診室。

我在他胸部摸索，終於找到胸骨中心點。我握緊拳頭，然後輕放在正中心位置。

開始吧！這個人已是命懸一線。

我開始按壓、接著更用力，接下來指關節以畫半圓的方式開始搓揉。

雅各比的眼睛突然間睜大。

「老天，你在對我做什麼？」

我吐了一口氣。

「抱歉，先生，我只是必須——」

他大手一揮，然後再次閉上眼睛。

我後退幾步，離開病房回到走道上。我傳了簡訊給艾琳。

我：如果服用奧氮平過量，該怎麼辦？

艾琳：有肌張力不全或是任何運動障礙跡象嗎？

我：沒有，只是鎮靜。

艾琳：我會去做心電圖，然後持續監控。確保校正後心肌細胞活動電位持續的時間沒有延長。

我：知道了，謝謝。

我寫下醫囑，指示做心電圖，祈禱一切正常。測試過程中，雅各比先生都在打鼾，但是他的校正後心肌細胞活動電位持續時間是四四二毫秒，完全正常。

「現在怎麼辦？」護理師問。

「你可以離開，我會待在他身邊。」

「待整晚？」

「直到他醒來或是沒醒。」

我拉了一張椅子，頭向後仰。我盡可能地時常提醒自己，要將一隻手輕放在他胸前，確保他仍有呼吸。大概每十分鐘，我就會檢查他的脈搏。

天亮時，病人突然在床上坐起來，我精神恍惚地醒來。

「昨晚你到底對我做了什麼？我夢到你用手按壓我胸口，然後給我做各種檢查。」

「我很抱歉。你服用的藥物劑量超過原先我們討論的，這是我們的錯，我們必須確認你沒問題。」

「現在我真的感覺很好。只是有點累。」他回道。

「太好了。」

「但是你看起來很糟。」

我點頭同意。

「我現在可以躺回去嗎？」他問。

「當然，好好休息。」

輪班結束後，我精疲力盡地走到停車場。當下我的第一個念頭是，我再也不要兼差了；下一個念頭卻是立刻檢查我的班表，看看什麼時候要回來輪班。

❖

到了第三年，我們的住院醫師大夜班輪班次數少了許多，所以我利用多出來的時間兼差，幾乎每星期都有。每多一次經驗，就愈熟練。

瑞秋和我依舊沒有公開我們的關係，我以前從沒有這種感覺。我不是沒談過戀愛，但是每次時機點都不對，不適合考慮結婚問題。可我認為，瑞秋會是我想要共度餘生的女人，如果真有機會，我就得開始存錢買訂婚戒。但我在想，這會不會只是我一廂情願。畢竟她還沒有告訴我們共同好友我們兩人的關係。我還是懷疑，她覺得和我在一起很沒面子，但是在許多寧靜深夜，早已超過入睡時間，而我們兩人依舊醒著時，我會輕拍她的手掌，她則會浪漫地說著我們第一個小孩要叫什麼名字。

雖然隔年她很有可能搬去遠在另一端的城市，但是如果我想要開始存錢買訂婚戒，兼差是唯一辦法。

有一次我在附近的社區醫院輪班時，正好和一個有些面熟的人一起搭電梯。這名女子大約中高齡，她斜眼看我，想必和我一樣努力回想著我們是否在哪見過。過了幾秒鐘——

「你是醫院的精神科醫師！」

「嗯？」

「你就是那個年輕的精神科醫生！我先生做完手術後你有去看他。」

我笑了出來。

「你是查理的太太。」

距離上次替查理診斷已經過了好幾個月，我很開心聽到他的名字。

「你們兩人都好嗎？」

「嗯，我們正好來這裡，」她說，眼神示意這裡是急診部。「他又要做腹部引流。」

我向她點頭，我知道肝癌到了後期，體內惡性液體會流到腹部。

「他一定會很想見你。我們在十八區，來吧。」

「我真的不行，代我向他問好。」

「來吧，」她語氣堅定地重複說著。

電梯門打開時，她拉著我的手，帶我到急診部有隔簾遮蔽的區域，她先生就躺在那。

「看看我遇到誰！」她激動地拉開隔簾說。

兩名從頭到腳穿著手術衣的臨床醫師，正要將大號針頭插入他鼓起的腹部。接受注射的那個病人，和我幾個月前見到的查理，幾乎判若兩人。我甚至一度懷疑，自己會不會太丟臉了，竟然把兩個名叫查理的病人記成同一個人。

「嘿！你都不敲門的嗎？」他大聲吼回來。

聽到他的回應，我確信這就是我原本認識的那個人。他腹部周圍的皮膚看起來非常平滑，但是臉、關節、手臂等部位的皮膚卻顯得鬆垮。他的眼睛和皮膚泛黃，薄如紙張的皮膚覆蓋著眼睛和鼻子，數十條黑色血管清晰可見。雖然他的外表有了很大的不同，但這個人確實是查理。

「你看，查理，你看我帶誰來了，」她說，眼睛再度看向我。

「見鬼了，你是那個精神科實習醫生！」他大聲說著，此時針頭有一半已經插入他鼓漲的腹部。「你他媽的還好嗎，孩子？」

「喔，我很好。」

「你看起來很好，」他說著，腹部透明的黃色液體流進大號針筒。「你開始留了一點精神科醫師鬍鬚！」

「是啊，還需要一些時間才會看起來比較順眼。」

「我也還沒長好。」

我知道他想要我拉張椅子坐下，但我還有工作要做，每多聊一分鐘，工作就累積得更多。

「查理，我——」

「來坐，分散我的注意力，不去想這件鳥事，」他說著，同時看著消氣的腹部。

「好多液體，」我說。

「這沒什麼。這些大概有多少呢？我想有十七磅吧（約七．七公斤）。上次我的腹部是現在的兩倍大，他們需要第二個容器才裝得下。有二十七磅。那些傢伙不願告訴我到底有沒有破紀錄，一群蠢貨。」

「你還好嗎？」我問。

我知道他是如何撐到現在的。他的身體日益惡化，已經時日無多。他的腦袋盡可能將所有黑暗想法排除在外。

「你知道的，孩子，自從上次我們聊過之後，這次真的是狗屎風暴。老實說，我不期望有人解決得了。」

他停頓下來，開始思考接下來要說什麼。

「不過，我很高興我沒有自殺。那樣是不對的。」

「我也很高興，」我說。

剛開始擔任住院醫師的時候，每當我聽到這麼直接、坦白的回答，通常會覺得尷尬不已。以前我認為，真正的精神科醫師應該說出更有智慧的話。但是後來我學到，簡短、誠實的回答或許有些赤裸，但是對病人比較好，不需要煩惱該如何說出那些我認為出身哈佛的醫生應該說的話。

「或許這是值得的，你懂嗎？我的醫生為我安排了這個臨床實驗。這是某種實驗藥物。有可能出現奇蹟。誰知道？」

「希望有效，」我回答，「查理，我——」

「你要走了，我知道。沒事，你走吧。」

「我處理完事情就過來。我們會有更多時間聊天。」

他笑了出來。

「可能需要一點時間。還有幾個病人在等我。」

他對著我揮手道別。

「再見，孩子。」

我轉身離開，內心有些愧疚，但是我不知道還可以怎麼做。我在這裡領薪水工作，就得把分內的事做完，況且要做的事情很多。我看了兩個病人，其中一人有躁症，另一個是青少年，他因為逃家而被警察送來醫院。我評估了兩名有自殺傾向的病人，還有兩個與我同齡的男子，他們都曾服用苯環利定（PCP）〔1〕，清醒後感覺渾身難受、有暴力傾向，頻頻對我發飆。等到輪班時間結束，我早已身心俱疲。太陽已高高升起，我走到十八區，看到管理人員正在清掃地面。

我走回兼差人員使用的臨時辦公室，登入線上紀錄平台。三個半小時前，查理已經出院

1　譯註：苯環利定在台灣已被列為二級毒品，俗稱「天使塵」，原本作為麻醉使用，但因為副作用嚴重已遭停用，副作用包括幻聽、譫妄、記憶喪失、意識不清等，與思覺失調症的症狀相當類似。

回家。媽的。

❖

四個月後，我在自己醫院的白板上看到查理的名字，他住進了腫瘤科病房，但是已被標註要轉至安寧緩和病房。我負責的是精神科會診，所以不需要去看他，但是我必須去。在我們上一次見面結束時，我就覺得不應該拋下他去做別的工作。

我走去腫瘤科病房，來到門外掛著他名牌的病房。進去的時候我嚇了一跳，眼前是一名瘦弱的男子，鼻子和胸口插上好幾條導管。他睜著眼睛，目光漫無目的來回移動。我走向他，但似乎無法吸引他的注意力。我沒辦法和他有任何眼神接觸。

「哈囉，查理，」我最終開口說。

他沒有認出我，他的眼睛持續轉動，沒有特定節奏或目的。

「我是亞當．史登。我不知道你能不能聽到我說話或是認得我。」

我抬頭看著他左邊的白板，查看各項臨床數據，試圖搞清楚他的身體狀況。腫瘤已經轉移到腦部，壓迫腦幹。醫生雖然使用下一代實驗性藥物治療查理，但是沒有出現奇蹟。

「我只是來看你——」

我停頓了一會，等待耶穌顯靈，但是並沒有。醫療器材持續發出聲響，讓人覺得干擾、煩躁。我握住他軟弱無力的手，感覺他的手輕輕回握了一下。或許只是反射動作。

「我想說我很抱歉。」

我等著，但是他沒有任何回應。

「我會讓你好好休息。」

我已無話可說。我鬆開他的手，輕輕放在他身邊。我不知道是什麼原因促使我這麼做，但最後我在他床邊的白板上留言。

與你同在——亞當．史登

在我看到查理的名字從紀錄平台上消失之後，我再度回到那間病房，想要尋找任何蛛絲馬跡，證明這一切已經結束。病床空著，而且已經整理乾淨。再也聽不到機器發出聲響，不久之後，就會有另一位病人住進這間病房。但是我看到我的留言還在。那句留言一直陪著他到最後。

30 加州夢魘 California Nightmares

回到波士頓，班上某些同學開始揣測瑞秋和我必定非常要好，我才會陪她去加州面試。米蘭達知道我們關係匪淺，雖然她已經百分之百肯定，但因為找不到證據，也沒有得到我們同意，所以只能憋在心裡。

瑞秋和我抵達西岸舊金山，住進一間精品飯店，可以遠眺雄偉的舊金山—奧克蘭海灣大橋。我們花了一整天四處遊玩，走路穿越植物園，順道在附近野餐。這裡的景色和南四大樓或長木醫學園區的任何地方都很不一樣。我們開車到穆爾紅木森林國家公園（Muir Woods），在高聳的紅木林間漫步，接著搭乘渡輪到阿爾卡特拉斯島（Alcatraz）。〔2〕之後我們回到舊金山市區，在碼頭吃飯，看著野生海豹在港口做日光浴。隔天我們租了一輛車開到索諾瑪（Sonoma），參觀私人酒莊、在戶外享用美食，四周風景美麗如畫，山谷交錯、地勢起伏。我兼差存下的部分積蓄全在那裡花光了。

如天堂般的假期結束時，我才發現，我已經有好幾天沒有想到醫院或任何病人。自從擔任住院醫師，這是我第一次感覺肩上重擔消失。我們開車到帕洛奧圖（Palo Alto）和史丹福醫學院校區，瑞秋立刻轉換成專業模式，接受兒童與青少年精神科研究醫師訓練課程面試。我整天心神不定地在咖啡店與校園書店四處閒逛，我不知道這趟旅程會對我們的未來帶來什麼影響。我漫無目的在校園裡晃蕩好幾個小時，精神恍惚、魂不守舍。那一天是個美麗的秋日，史丹福校園裡的每對情侶似乎約定好，要在這一天同時對外放閃。

如果她喜歡某個加州課程，我們會成為其中一對情侶嗎？或是我們有可能嗎？再過一年我才能從住院醫師訓練課程畢業，以前我就經歷過可怕的遠距離戀愛，當時我離開伊莉安娜，進入醫學院就讀。結果注定會失敗。兩人相距遙遠，彼此渴望著對方、卻無法碰觸到對方，無可救藥的嫉妒心不斷作祟，這一切都讓我苦不堪言。雖然她畢業後搬到雪城和我相聚，但是自從那年我們倆分隔兩地，彼此的關係就難再修復。我曾告訴自己，再也不要遠距離戀愛，但現在我又有了新誘因，為了我姪甥、他們的父母以及我的父母，我必須留在東岸。我想過，無論接下來要去哪，我們就直接在當地落地生根，開始新生活。但是我無法想像在美國的另一端生活。我希望瑞秋喜歡加州的訓練課程，但也希望她更喜歡波士頓的訓練課程。

當天面試行程結束後，我們在飯店會合，我試著觀察她的臉色，但是她看起來相當平靜。

2 譯註：阿爾卡特拉斯島位於舊金山灣，原本是軍事基地，之後轉變為關押重刑犯的惡魔島聯邦監獄。

除非有充分理由，瑞秋通常不會讓情緒外露。我常常誤以為她個性溫暖，因為你很難從她的表情看出她的情緒，所以當她真的很開心時，你會覺得烏雲徹底散去，陽光灑落滿地。

「所以？」

「很好。」

「就這樣？」

「課程很紮實，那裡的研究醫生看起來真的很快樂，也很有成就。」

「你覺得你會來這裡嗎？」

「我不知道，」她簡短地回答。「或許吧。我們去吃飯吧。我餓了，我們還得去機場。」

在我們搭乘深夜飛機前往洛杉磯之前，我們倆對於史丹福課程的討論就只有這些，到了洛杉磯之後，她要去加州大學洛杉磯分校面談。我們在機場等候傍晚登機，只有我們兩人相處時，我們都會變得比較放鬆，瑞秋看到我太陽穴附近的黑髮當中有根白頭髮。我不信她說的，於是她用手機拍照，拿給我看。

「哇。我們應該要叫他什麼？」

「喬治如何？」她回道。

「好比喬治國王，一人統治其他所有人。」

「不就是那個**發瘋**的喬治國王？」

「如果他接受幾年心理治療，病情可能會好轉，變成神經質喬治或是單純自戀喬治。」

「他真的需要精神科醫師，所以你必須請人幫忙推薦。」

❖

當我們抵達洛杉磯，感覺就像進入完全不一樣的世界。我還沒有從永無止境的交通往返中恢復精神，但是瑞秋似乎心情很不錯，她開心地望向窗外，欣賞漫無邊際的城市景色。隔天我們到聖莫尼卡（Santa Monica）遊玩，在碼頭拍照，任由髮絲在風中飛揚。我們四處逛街、吃飯，再次假裝自己很有錢。先前我為了買訂婚戒存了一筆錢，現在感覺自己就像是個大富豪。

隔天早上我載瑞秋到加州大學洛杉磯分校醫學中心，四周全是光鮮亮麗的高樓建築。我感覺這裡的一切都非常陌生，像是離家三千英里遠。我親吻她，祝她好運。

我想要在威尼斯海灘（Venice Beach）消磨一整天，這是這趟旅行中我相當期待的行程。我依稀記得，很小的時候曾去探望住在這附近的叔叔，有過一段美好回憶。我們會沿著海邊散步，停下來欣賞街頭藝人表演，其中一個表演者看起來真的很像會行走與說話的機器人，直到現在我還會偶爾想起他。在我的記憶中，這地方充滿了驚奇、讓人覺得溫暖，但是當我二十年後再度回到這裡，簡直不敢相信自己的眼睛。

我在面海的街道上來回觀望，想要尋找小時候的記憶痕跡，卻只看到大麻店、刺青工作室、或是潮T商店。環境雜亂，周遭環境從裡到外汙穢不堪，當天的天空也是灰濛濛一片。

我中途停下來吃午餐，大約在中午時回到飯店，但之前我已經付了整天的停車費。看到眼前景象，我感覺自己失去了某些東西，內心不由得悲傷起來。一直以來都是如此嗎？我才是改變的那個人嗎？

我一直在等瑞秋的電話，每隔幾分鐘就焦急地查看手機。外面開始下雨，人們向來對這裡的天氣讚不絕口。我內心開始有不祥預感。我不會搬來洛杉磯，我心想。

幸好，瑞秋終於傳來訊息，我飛奔下樓，開車去接她。她跳上車，滿面笑容。看到她這麼興奮，我心裡有些不爽。

「你很喜歡？」我語氣平靜地問她。

她笑著點頭。

「這地方真的很好。所有研究醫師都有自己的辦公室，室內有大片落地窗，視野很好。每個人看起來都超開心，都有明確的研究領域，而且保證能取得經費。」

大雨傾盆而下，打在擋風玻璃上。

「聽起來很不錯，」我假裝熱情地說著。

「什麼？」

「什麼？沒事。我很高興，這個訓練課程很不錯。我們應該回飯店嗎？」

我將排檔打到前進檔。

「我這麼喜歡這裡的課程，難道不是一件好事？」

我點頭。

「那為什麼你看起來有些奇怪？」

「你為什麼這麼想？」我問說，將排檔打到停車檔。

「因為是在加州？」

「具體來說，如果你來這裡，你就會住在加州。」

「嗯，是啊。」

「我不知道對我們來說這代表什麼。」

「是啊，如果我們還在一起，一年內你就會過來這裡，對吧？」

「我不知道，要考慮很多事，」我說。

一方面，當我知道她是在未來我們兩人仍在一起的前提下，思考未來的問題，我心裡感覺好很多；但是另一方面，我又覺得有些生氣，在她選擇課程時，並沒有考量到我們兩人的關係。可是我又忍不住想，是否本就該如此；或者說，我是不是有點不講理。我絕不希望她為了我選擇東部課程，然後因為錯失這裡的機會而一輩子怨恨我。

瑞秋拿出手機。

「誰傳簡訊給你？」

「我大學朋友。她剛訂婚。」

「真好。」

「你覺得我們什麼時候訂婚？」

「什麼？」

「你覺得我們會訂婚嗎？」

我感覺我的心開始怦怦跳，臉頰漲紅。

「我不知道。我不知道明年你是否還在身邊，而且——」

「而且什麼？」

「你不肯正式公開我們是一對。」

「又是這個問題？」

我點頭。

「這是不對的。我感覺你認為跟我在一起很丟臉。」我說。

「我沒有認為跟你在一起很丟臉，」她說，然後把一隻手放在我頸後。

「我存了訂婚戒的錢，你知道。」

「你有存錢？」

「是啊，但是——」

「但是什麼？」

「沒有人知道我們在一起，我們卻想著要訂婚，聽起來似乎很可笑。或許等到你讓我，我不知道，讓我告訴我們的好朋友我們之間的關係，再來談訂婚的事。」

「我跟你說過。我不想讓長木醫學園區的所有人知道我們的事。那是我最害怕的夢魘。」

「你已經要離開長木醫學園區了，明年你可能會在三千英里以外的地方，如果他們知道我們的事，有什麼差別？」

「如果我真的搬到三千英里遠的地方，然後呢？」

「我不知道，」我生氣地說。

過了一會，我緊緊握住她的手。我們坐在車裡，聽著雨聲，兩人的手跨越中控台交握著。我們即將要交付自己的一生給對方，但是內心卻感覺兩人正瀕臨分手邊緣，或至少已經認定，如果她為了研究醫生訓練課程搬到加州，有一天我們就會走上分手一途。如果真是如此，也就意謂著我們才剛萌芽的戀情，已經有了截止日期。

米蘭達：嘿，有問題要問你

我：嗨

米蘭達：我剛剛才知道，住院醫師大會是在星期三

米蘭達：你知道在哪嗎？

我：不知道，當天的提醒郵件告訴我在哪裡，我就去哪裡

米蘭達：哈哈，說得也是

米蘭達：週末你過得怎樣？

我：馬古（我的天竺鼠）今天早上過世了，所以心情很不好

米蘭達：噢，天啊！很遺憾聽到這消息:(

米蘭達：是啊，真的會很難受

米蘭達：他／她幾歲了

我：嗯，她很老了，所以看起來走得很安詳

我：七歲

米蘭達：很高興聽你說她走得很安詳

米蘭達：哇，那你養了很久；我真的很遺憾

米蘭達：真的很討厭死亡

我：是啊，有段時間我有去看治療師，但我感覺馬古才是最好的治療師。總是會認真聽我說話，從不會霸凌我。

米蘭達：lol

我：聽起來有點好笑，但是她一直讓我感覺，我不是只有一個人，我的意思是，當瑞秋不在、或是真的只有我一個人的時候。

我：我不想讓人覺得我很變態，但是今天早上當我「宣告」她死亡的時候，我必須思考該做些什麼……所以我用谷歌搜尋寵物墓園等關鍵字，因為我不知道怎樣做才對。

米蘭達：:(—我想問，你有沒有埋葬她

我：後來我帶他去麻州動物保護協會（MSPCA）的動物醫院，就在牙買加平原（Jamaica Plain）。他們會幫她火葬，然後把骨灰灑在他們的墓園裡，收費很合理，工作人員也很友善

米蘭達：就目前的情況來說，這是最好的安排

我：對

米蘭達：:(聽到她過世的消息真的很難過 :-/ 真的很糟

米蘭達：你會和瑞秋一起嗎？
我：是啊，我們剛剛才討論過，她會過來這裡一起吃晚餐
米蘭達：喔，太好了:)
我：我們想去里戈海鮮（Legal Sea Foods）〔3〕，如果你有興趣的話，可以一起
米蘭達：看你，如果你只想和她在一起，完全可以理解。對了，她有告訴我你們兩人的事。沒有太意外。
我：喔，太好了！少了一個完全沒必要守住的祕密！
米蘭達：很開心能見到你們
米蘭達：我們一起在不同臨床單位輪訓了一段時間
米蘭達：六點半在餐廳碰面？
我：好啊，就先這樣，除非另外收到我的訊息
米蘭達：好的，親愛的。我可能會走路過去，這是我每天的運動
米蘭達：真好！好啊，待會見:)
我：好，到時候見

3　譯註：里戈海鮮是美國連鎖海鮮餐廳。

31 不是我的選擇 Not My Choice

訓練課程邁入第三年，感受課變成了最特別的一堂課。過去兩年，我們十五個住院醫師和兩位主治醫師經常分享各自的經驗，彼此之間也變得更為緊密，我們就像大家庭裡的兄弟姊妹一樣，相互提攜。班上每個人都有明確的角色分工，有些成員只要在受訓時遇到不公不義的事就會破口大罵，另外有些成員，像是德魯，總是扮演一股穩定力量。

他曾說：「我們都承受了龐大壓力、必須照顧愈來愈多病人，所以會感覺不論在哪個地方輪訓都無法保護自己，這很正常。」

有時候，我們這群超級無害的住院醫師，會提出某些過度情緒化的主張，這時尼娜和簡甚至會希望德魯能反駁。這早已是公開的笑話。當黛娜、班和關輪番抱怨他們的主治醫師態度冷淡，或是批評指導老師與現實脫節，或者說他們的病人是反社會人格，大頭們就會本能地向德魯求助，希望他用冷靜、理性的態度安撫大家。

不過有時候，即使尼娜、簡和德魯聯手，也無法平復我們的情緒。有一次，絲維特拉娜在課堂上生氣地說，我們的訓練課程不願意通融，所以她無法配合十一歲女兒的假期時間休假。班上多數住院醫師甚至不知道她有個女兒，大家都有些措手不及，無法提供任何有用的建議，就如同幾個月前我在酒吧遭遇的情況一樣。不過，在那天的感受課堂上，真正驚嚇到大家的是，艾琳主動告訴我們她又懷孕了，她無法想像有什麼事情比她的小孩還要重要，包括住院醫師訓練課程。看到有人對自己的痛苦感同身受，絲維特拉娜似乎得到了安慰。

「以前我很清楚自己要什麼，」艾琳語氣哀傷地說。「我知道我必須不斷達成新的成就，證明自己是值得的。如果我加入「榮譽協會」（Honor Society）〔4〕，或許就會得到父母肯定。也許是申請到頂尖大學、頂尖醫學院、哈佛住院醫師課程，這條路永無止境。即使我當上全部門最高領導人，仍得努力證明我是值得的，證明我的價值。直到我肚子裡有了這個孩子，這才明白過去我以為重要的事，現在對我來說已經沒那麼重要了。」

「那麼現在對你來說什麼是重要的？」簡問。

「就是這裡，」她指著自己的腹部說道。「這孩子值得擁有這個世界，所以我需要一段幸福的婚姻，意思是我必須改善我和鮑比的關係。就這樣。身為她的父母，我們應該在生活中積極實現自我，這是她應得的，如果這代表我必須放棄當住院醫師，選擇沒有那麼受人尊敬的工作，讓鮑比可以在一個他不討厭的城市生活，找到不會殘害他心靈的工作，那麼我就必須那麼做。」

「你怎麼知道換成另一種情況，你就不需要遷就鮑比，而鮑比可以維持一樣的生活？」我問。

就我對鮑比和艾琳的了解，他們選擇以某種特殊方式經營婚姻，因為艾琳就像個永不滿足的超級英雄，所以不論鮑比是否有工作或是否願意社交，一點都不重要，因為他的角色就是支持艾琳去做她想做的事。未來有太多變數，艾琳又對自己缺乏信心，所以她覺得沒有鮑比她就無法成長。但是，我覺得應該替她出一口氣。難道她不值得追求自己的夢想？

「你放棄了一直以來對你很重要的東西，卻又不確定是不是行得通，這樣不會不公平嗎？」我問。

可是話一說出口，當下我就意識到，假設換成瑞秋和我，如果瑞秋選擇我、放棄研究醫師訓練課程，或是如果我選擇她、放棄住在東岸家人附近，其他人也會說出同樣的話。

「在我聽來，你是覺得必須把自己的抱負排在後面，這樣才能擁有你想要的生活，」尼娜問道。

艾琳搖頭。

「我一樣充滿抱負，只是從現在開始，我把它放在我先生和家庭上。」

4 譯註：榮譽協會是美國的全國性高中社團，目的是表揚在學業成績、領導力、社區服務以及道德品行均有突出表現的學生。

所有人似乎全呆住了，沒有任何反應，因為我們討論的話題，同樣適用於我們每個人，只是方式各有不同。尼娜和簡正在談論我們即將面對的新現實：我們每做一次決定，就等於在身後關上了一扇門。我猜想，當時每個人都在靜靜思考自己未來的生涯。

「在你們一生中，多數時候你們只是從某個階段，轉換到下一個階段，整個世界都為你敞開。但是現在你們必須開始思考，未來可能會發生什麼事；你們要開始面對現實，懂得權衡妥協，」尼娜說。

「就以你來說，瑞秋，如果你要直接轉去兒童青少年精神醫學，就得放棄最後一年的住院醫師訓練，再也沒有機會回來。但是我希望你最終得到的成就，更符合你希望達成的生涯目標，」簡說。

「至於其他和我們一起度過未來一年的同學，也要做出這些決定。我必須說，這些決定並不容易，即使你們已經接受幾年的住院醫師訓練也一樣！」尼娜說。「雖然我擔任專業精神科醫師這麼多年，但我還是不確定，當初為了平衡生活與工作做出的決定是不是對的。」

我看著坐在對面的瑞秋，她一如既往地低著頭，在筆記本上畫花。我當場笑了出來，我總覺得她那種漫不經心、不專心上課的態度其實是在反抗，但是非常迷人。我們當下的決定將會影響我們的未來，所以我必須知道她的想法。結束加州面試行程之後，瑞秋也接受了麻州總醫院面試，地點就位在波士頓另一端，屬於哈佛醫學院附屬醫院。這家頂尖醫院名聲赫赫，不少參加哈佛住院醫師訓練課程的醫生，後來進入麻州總醫院擔任研究醫生。瑞秋很喜歡這家醫院，但是有喜歡到超過加州大學洛杉磯分校嗎？如果她把麻州總醫院列為第一志願，然後順利被分派到這家醫院，我們就有機會，隔天我一定會衝去買訂婚戒。但前提是，必須同時符合兩個重要**假設**。如果她把加州大學洛杉磯分校或其他課程列為第一志願，或者雖然她把麻州總醫院列為第一志願，但是透過媒合系統演算法，最後被分派到加州大學洛杉磯分校，那麼水晶球就會落在我手裡，我必須決定是否要犧牲在東岸的人生夢想。還有另一件事，除了我們的好朋友米蘭達之外，她還是沒有告訴其他人我們正在約會。我必須問我自己，她是否和我一樣認真看待我們的關係，如果不是，假設最後她被分派到加州，我卻決定跟著她去加州，這樣不是很蠢嗎？

我和瑞秋兩人的互動情形，讓我想到一對我曾經治療的情侶。在接受住院醫師訓練期間，我們每個人都會被指派為一對伴侶進行治療，這是門診訓練的一部分。我的病人是泰倫斯和澤維爾這對伴侶，看到他們總會讓我想到瑞秋和我的關係，所以我必須尋求指導，化解我的偏見。

泰倫斯和澤維爾在一起超過一年，私下兩人非常相愛。泰倫斯來自保守的基督教家庭，但是他還沒告訴家人他和澤維爾的關係，甚至沒有出櫃。澤維爾想要結婚，共同領養小孩，但是泰倫斯不想。

「如果家人不在場，我就不能結婚，但是我又不能告訴他們。如果我告訴他們，我媽會和我斷絕關係。我不能這麼做。」泰倫斯說。

「所以如果她和你斷絕關係，如果她不知道真正的你，會怎麼樣？」澤維爾回道。

「這對我很重要。」

「不應該是這樣。應該嗎？史登醫生？應該嗎？」

我很想坦白告訴他們，他們是我治療的第一對伴侶，看起來他們真的遇到了問題，應該去找更有經驗的醫生，但是我又想到了之前穆克醫生提供的建議，於是決定照本宣科。我開始回想他們兩人分別說過什麼話，盡可能排除自己的主觀感受，我認為泰倫斯應該告訴他家人，他不這樣做就是在侮辱澤維爾。但最終，他們沒有遵照我的治療建議，澤維爾向泰倫斯發出最後通牒，要求他必須告訴他家人，否則他們的關係就此結束。泰倫斯完全無法應付加諸在他身上的種種壓力。後來他得到麻州以外的工作機會，便決定接受那份工作。這和我跟瑞秋的情形非常相似。

「我猜事情大概就是這樣了，」澤維爾在電話上說，「泰倫斯甚至不想和我一起過來接受最後一次治療，和你討論解決方法。」

「很抱歉，」我對澤維爾說，「如果我幫得上忙，我會在這裡等你們。」

我說話時盡力克制住情緒，但是我內心感覺，自己不是稱職的精神科醫生。我覺得這是可怕的預兆，代表我也不會是好伴侶。

當天晚上我問瑞秋，她要如何排列志願順序。下星期就要交出志願表，但是她說不知道。她還在考慮最後的排序。我懷疑她是不是真的不知道，或者只是為了避免讓我們的關係不可避免地走向結束。如果她告訴我，她把加州大學洛杉磯分校排在第一位，我就知道這段關係究竟處於什麼位置，接著會發生一連串事件，最終導致兩人分手。我很確定。我可能會選擇結束這段關係，或者因為分隔兩地，導致這段關係陷入緊張、變得愈來愈脆弱，最終徹底結束，就如同多年以前我和伊莉安娜的關係一樣。不論是因為艾琳或泰倫斯的關係，或是因為聽了其他許許多多引導我邁進的各種建議，當下我決定絕不要強迫她。如果她想要和我在一起，就必須根據這個目的做出決定，不需要我強迫她。如果她是因為我懇求她才決定留在波士頓，她會永遠怨恨我；如果我感覺自己無法掌控這段關係，必定會覺得很受傷，但至少這樣的結果比較沒那麼令人厭惡。我必須給她空間，讓她自己做決定。

瑞秋：我想你星期二應該會在這裡過夜

我：是啊，如果你希望星期三公布媒合結果時我也在旁邊，我星期二可以留下來

我：星期二就是明天

我：這星期過得好快

瑞秋：是啊

瑞秋：哈

我：我工作完就回家。你就直接回家，安頓好，之後我會過去你那裡。雖然經過漫長的一天，你的心情應該會很差。就這麼說定了？

瑞秋：好

瑞秋：希望我不會到午夜才到家

我：我們可以在某個時間聯繫一下，想想要不要一起吃東西

瑞秋：好

瑞秋：通常我會在團體治療之前吃點東西，回家後可能會吃優格或其他東西

瑞秋：那你想吃什麼就吃吧

我：好

我：我要去洗衣服，待會回來

瑞秋：掰

我：我在浴室發現你的潤膚霜。你要留在這裡，還是要我明天帶給你？

瑞秋：不用，就留在那裡

瑞秋：我找到了比我在家裡用的還要好的潤膚霜

瑞秋：那罐就留在你家

瑞秋：你要的話也可以用

我：我應該塗在貝果上嗎？

瑞秋：不好笑

瑞秋：但是我敢打賭你會這麼做，然後吃掉貝果

我：老實說，我不知道潤膚霜是幹嘛用的

瑞秋：就跟乳液一樣

我：我的意思是它能夠讓你的皮膚更光滑，但是我不知道要塗在哪或是要怎麼塗

瑞秋：你希望哪裡的皮膚光滑就塗在哪

瑞秋：我要去洗澡準備睡覺了

瑞秋：早上見

我：好，晚安

32 同一套媒合演算法 The Match Redux

我到了瑞秋的公寓，她室友茱莉亞開門讓我進去。我手心冒汗、心跳加速，手捧著一束花，努力讓自己看起來若無其事。

「喔，好漂亮的花。瑞秋在她房間，」茱莉亞說，「進來吧。」

我沿著走道走去瑞秋房間，然後敲門。

「進來。」

我走進去，把花拿給她。她露出難得一見的真誠笑容，那只有少數幸運兒看得到。

「好漂亮的花。」

「這束花是用來慶祝的，」我說。

「或是用來安慰的。」

我牽起她的手。

「無論結果如何，你都值得接受慶祝。」

她又笑了，身體靠向我。

「這些花可以維持長達十六小時。」

我特地過來這裡陪她，這樣隔天一早網站公布媒合結果時，我們就可以一起分享這段經歷。當初這套神祕的全能演算法，同時將我們兩人分派到哈佛長木醫學園區，這次同一套演算法，將要決定瑞秋未來會在哪裡接受研究醫師訓練。演算法會考量她的志願排序，以及每個訓練課程決定的申請者排名。

之前上課時，我們都曾翹過課，但是時間久了，到後來我們一點也不害怕在特殊情況下違反規定。

「我才不要當著所有人的面知道結果，萬一沒有媒合成功怎麼辦？」她曾經這樣說。她說話的方式完全符合她的作風，她一直希望能保守祕密，即便和我在一起也是如此。

「一定會媒合成功的，」我向她保證。

我們幾乎整晚沒睡，天南地北地聊天，各種愚蠢的話題、嚴肅的話題，什麼都聊。大約凌晨三點的時候，瑞秋又開始為我們的第一個小孩想名字。我嘆了一口氣。

「怎麼了？」

「幾年後我們再來談，或者至少等到早上。」

「現在已經早上了。」

「好吧，」我說，「你覺得馬古如何？男孩或女孩都適合。」

「呃，我改變主意了，我們上床睡覺吧。」

❖

太陽升起、鳥兒開始鳴叫，我起床外出，穿越幾個街區，走去街上的咖啡店。我買了兩杯咖啡，包括她喜歡的焦糖瑪奇朵，然後回到公寓，結果發現她已經醒了，正在十平方英尺的房間裡來回踱步。我們看著時鐘滴答滴答地走著，終於到了中午，她進入網站，我們的命運即將揭曉。

她按下「提交」按鍵，我站在離她三英尺遠的地方。過沒多久，我發現她的臉皺成一團。

「怎麼回事？」

「網站掛了。」

「再試一次。」

「我正在試。」

我走到她身邊，盯著電腦螢幕。她重新輸入複雜的使用者名稱和密碼，這一次她按下「提交」按鍵之後，螢幕上顯示：

恭喜！你被分派到：

麻州總醫院

「麻州總醫院！」我興奮地大叫。

我張開雙臂緊緊抱住她，感覺眼眶開始泛淚。但是激動的情緒只持續了一會，我的腦海突然浮現讓人不安的想法。或許她把加州大學洛杉磯分校排在第一位，只是意外被分派到離我最近的醫院。我放開她，後退了幾步，看著她的臉。

「我還沒有問你，你的第一志願是什麼？」我說。

「就是這兒，」她回道。

她是真的眉開眼笑。

我想她指的是麻州總醫院，但她還的也可能是**我們**。從我見到她的那一刻起，我就很確定自己對她的感覺，但是直到現在，我才真正確定她對我的感覺。

• • •

瑞秋媒合成功之後，我們兩人的生活立刻發生劇烈變化。我開始加倍努力兼差，存錢買訂婚戒。當年夏天我們的房租租約同時到期，所以決定一起搬出來住。瑞秋早我一年從我們的訓練課程畢業，然後直接加入研究醫師訓練。就這樣，我們開始同居，在不同地方工作。

以前從來沒有這樣過，但是我們的關係卻因此突飛猛進。我們因為參加同一個住院醫師訓練課程相知相戀，我們同樣在醫學界工作，但是專長領域不同，這樣反而讓我們的關係更加緊密。正因為如此，這段關係自然而然變得愈來愈穩固，不需要借助任何外力。她依然知道我工作上的所有事情，認識我身邊每個人，這些人偶爾會和我們分享精彩的八卦。但是我必須重新認識她在研究醫師訓練課程的同學。當然，毫無疑問的，我們的朋友和同事後來都知道我們的關係。事實上，我們已經在「臉書正式公開」，對我來說，這是我人生中非常重要的時刻，就跟我已經籌備好幾個月的求婚儀式一樣重要。

有好幾次瑞秋會用詩意的文字，描述她心目中完美的訂婚戒樣式，她很想知道我會送她什麼樣的戒指，但是我完全不知道如何找到適合的珠寶店。最初，我是想到直接去大賣場挑選，但我媽媽向我保證，有非常多鑽石珠寶店能夠提供更好的設計與選擇。可惜我媽只熟悉紐約地區，於是她自作主張打電話給一個老鄰居，這個人就住在波士頓，而且是個「包打聽」，姑且先不管這是什麼意思。後來那位鄰居跑來找我，介紹我和波士頓鑽石區的某家珠寶店認識，這家珠寶店能幫忙設計完美的三石鑽戒。我簽下一張支票，那是我截至當時所簽過金額最高的支票。有將近一個月我隨身攜帶這枚戒指，每三十秒就確認它是否還在。

我決定在我們公寓大樓屋頂的觀景平台向瑞秋求婚，其中一邊可以遠眺波士頓天際線，另一邊可以欣賞查爾斯河。我參加完在紐約舉行的研討會之後，就立刻趕回波士頓，鑽戒一直放在胸前口袋裡。回到公寓之後，我從車裡拿出香檳和小型音響，走進公寓大樓。我寫好字條貼在門上，上面寫說邀請她一起到屋頂。我敲了門，然後快步爬四層樓，直衝屋頂。

沒想到已經有人坐在那，是此前我們偶然認識的一位鄰居，只會偶爾點頭打招呼。屋頂觀景平台由所有大樓住戶共享，當天是個美麗的秋日，我早該料到會有人來這，但偏偏就是沒想到。我穿著全套西裝，拿著一瓶香檳和音響，滿頭大汗、有些慌張地走向他，當時那個人正低頭讀著報紙。

「很抱歉打擾你的下午時間，但我非常需要你幫忙。」

「嗯？」他勉強抬頭說。

「我需要請你離開。」

「你說什麼？」

「我的女朋友正要爬樓梯上來。我要向她求婚。很抱歉，我沒有想到會有人在這。你會介意嗎？」

如果他回答說會，我也不知道該怎麼辦。把他從屋頂上丟出去？拉著他的耳朵下樓？我一時想不出很好的解決方法。

謝天謝地，他同意了。

「今天是適合訂婚的好日子，」他邊說邊起身，緩慢地伸展全身。

我雙眼盯著他，用眼神催促他快點去樓梯間。

當時我完全不知道根本不用這麼急。瑞秋出去購物了，要再過一個小時才會看到我的字條。大半個下午，我就在屋頂的觀景平台上不停地來回踱步，我懷疑她是不是已經猜到會發生什麼事，所以決定溜之大吉。

後來，樓梯間大門終於再度開啟。我們兩人不自覺地跟隨手提音響播放的慢板音樂，一起隨意搖擺，我對她說出事先演練好的台詞，但是我們倆後來都不太記得我到底說了什麼。我們滿心歡喜兩個人終於能真正在一起。我拿出鑽戒，請她嫁給我，她說她願意。我們就站在這座讓我倆相識的城市頂端，第一次以訂婚伴侶身分親吻對方。

33 我有肌肉 I've Got Muscles

哈佛長木醫學園區最後一年的住院醫師訓練課程相當有彈性。每個人有一半時間會待在門診部，為那些需要接受心理治療或藥物管理的病人看診。至於剩下的時間要如何運用，每個人情況各不相同。喜歡研究的住院醫師，例如德魯，就會投入未來有可能發展成為學術事業的研究專案。如果想要專攻特定領域，又不想在結束住院醫師訓練之後、繼續接受完整的研究醫師訓練，就會花時間鑽研自己有興趣的領域。例如，絲維特拉娜在進入醫學院之前曾經加入美國軍隊，所以她報名了波士頓地區退伍軍人醫院的臨床實習（clinical rotation）選修課程。米蘭達和黛娜則有將近一個月陷入冷戰，兩人都想要爭取成為這項訓練課程的下一任總住院醫師（chief resident）。每次有人問她們正在應徵什麼職務，她們總是三緘其口、含糊其詞。我們都知道她們兩人彼此競爭，但是大家心照不宣，只能私下悄悄說。這場競爭已逐漸白熱化、讓人覺得疲憊，甚至行政人員也被拖累，連蕾丁醫生都問我要不要應徵。她或許是想找到簡單的解決方法，避免捲入米蘭達和黛娜的戰爭。我告訴她，我很榮幸她徵詢我，也很願意去面談，但當時我更想要爭取另一個主管職位。

面談流程複雜繁瑣，最後高層選擇米蘭達擔任課程的總住院醫師，我知道一大原因是她總是表現得充滿活力、正向樂觀。在這種訓練課程，住院醫師因為超時工作、得不到肯定，有時會陷入絕望，選擇個性熱情、積極融入群體的人擔任領導人，確實是明智之舉，米蘭達的表現一定會比我還要好。

我真正想爭取的主管職務是門診部總住院醫師，負責管理住院醫師的病例以及監督，直接向梅格．穆克報告。艾琳也應徵了這個職務，她是可敬的對手，從以前到現在一直非常出色，永遠比我準備更充分，隨時隨地對其他人伸出援手。但是，我在星期二上午的治療專題討論表現優異，贏得穆克醫生青睞。最後結果公布，這個主管職務被分拆成兩個，由艾琳和我共同擔任總住院醫師。我們都很高興又可以一起工作。

和艾琳一起分擔主管職務，我就有多餘時間去追求另一個興趣，自從我親眼目睹黛博拉接受電痙攣治療之後經歷驚人變化，我就開始有了這個想法。在精神醫學界，有個專業領域主要是研究神經調節治療，也就是藉由刺激引發腦部改變。電痙攣治療已經存在了數十年，但後來又出現新療法，例如經顱磁刺激（transcranial magnetic stimulation，簡稱TMS），我們醫院正好是世界翹楚。大約五年前，美國食品藥物管理局才核准這項療法，我們醫院的神經醫學部是早期率先執行這項療法的醫療機構之一。我想要更深入了解這種療法，而這個職務正好提供了絕佳機會。我決定再回到相關部門輪訓，真正學會如何運用腦部刺激手術進行精神科治療。

經顱磁刺激的臨床治療方式更精準，真的讓我大開眼界。電痙攣治療是直接透過電流，誘發大腦產生痙攣反應，經顱磁刺激裝置則是使用磁線圈，刺激並活化腦部特定區域，影響範圍比較小。我知道人類大腦演化出許多相互重疊的功能，並發展出神經電路連結不同功能區；換句話說，大腦各部位彼此相互依存。某些神經迴路與情緒管理有關，經顱磁刺激治療可以精準鎖定引發憂鬱的特定神經迴路節點，同時調節神經迴路的不同部位。就好比你去轉動一顆螺絲釘，但是這顆螺絲釘與儀器的其他零件之間，透過精密的線路相互連結，所以只要你一轉動它，就會影響整個複雜系統，就和魯布．戈德堡機械（Rube Goldberg contraption）原理一樣。〔5〕

負責這項療法的神經學家個個是知名的臨床神經科學學者，他們一直朝著共同目標努力邁進：善用神經科學，改變這世界。他們認為，現在我們擁有這項技術，就可以正確鎖定腦部特定區域，改變病人的治療結果。這是全新的治療方式，和我先前學習的心理治療以及精神病藥物治療完全不同，這兩種方式都不夠精準。

5　譯註：「魯布．戈德堡機械」是指設計過度複雜的機械，以非常繁複而迂迴的方式完成簡單的工作。

一開始我之所以對這些神經調節技巧產生興趣，是因為病人的治療結果不會因為我說了什麼、或是我如何說那些話，受到太大影響，這讓我大大鬆了一口氣。這種治療方式是透過生物介入手法，因此不會受到人際互動干擾。當然，累積更多經驗之後，我發現我錯了。當我愈長時間接觸這個領域，就愈能理解多年前梅西醫生曾教導我的：在評估治療結果時，接受治療的那個人才是最重要的，所以精神科醫師是否有能力和那個人建立連結、以及生物介入手法能否產生效用，這兩者同樣重要，都會影響治療結果的好壞。

到了第四年，我開始有能力掌控治療的技術層面，最重要的是，我學會了如何與病人建立連結。每星期有五天，病人會來醫院接受磁刺激治療，我必須重新掌握新的治療節奏，開始認識從沒見過的陌生人，然後連續好幾個月與他們密切合作，希望他們有好的結果，最後將這些病人送回他們指定的門診精神科醫師。每當病人逐漸康復，我總是帶著驕傲的心情，看著他們在短時間內好轉。有大概一半機率治療會毫無結果，此時我雖然難免覺得失望，卻也因此更有動力盡力幫病人尋找其他治療方法。曾有幾次，病人接受經顱磁刺激之後沒有任何反應，我便將他們轉介給電痙攣治療中心的梅西醫生。

在紮實的第四年訓練課程期間，我還得到了另一個啟發：我很喜歡為年輕住院醫師和醫學院學生上課。我會盡可能向第一次聽到的人解釋複雜的治療概念，我發現我工作的時候都沒有這麼投入。可惜的是，醫學院學生很少有機會接觸門診精神科治療，他們時常被指派到類似南四大樓的治療環境，所以我推動了一項實驗計畫，希望能改變現狀。讓實習的醫學院學生到我的精神科藥物門診一起看診，有幾位情況合適的病人同意在他們接受治療時，有人坐在一旁觀看。門診結束後，學生和我會花幾小時，討論門診遇到的所有相關治療概念。讓自己擁有的知識保鮮最好的方法，就是你必須向其他人解釋重要概念。

構思和實現前述經驗，使我第一次慎重考慮，結束住院醫師訓練課程之後，是否應該留在學術界。在住院醫師受訓期間我已經知道，類似哈佛的學術機構認為，教授應共同分擔教學責任，所以不會額外給予優渥的金錢回報或是保留時間。哈佛醫學院教授除了要負擔日間學術工作，不論是臨床醫療或學術研究，還會**被期望**負責教導實習醫生。教學工作通常只能領取微薄報酬，也許是金錢或其他形式，但是有人之所以選擇成為教授，是因為能夠指導最聰明的人向前邁進，這絕對是獨一無二的體驗。就這點來說，我相信哈佛醫學院的學生和住院醫師絕對聰慧過人，但是我同時發現，他們其實也是普通人。我來到哈佛之後才知道，這裡的人就和其他人一樣不完美、沒有安全感。儘管如此，在吸收和應用知識方面，他們的確具備了超凡能力。

在住院醫師受訓期間，多數時候我都感覺自己不適合這裡，自認是因為系統出錯才得以分派到哈佛，我不如其他同學優秀。但是邁入第四年之後，這些感覺開始消退。當我們收到PRITE成績，我的自信心衝上最高點，PRITE是精神科住院醫師訓練考試（Psychiatry

Resident-in-Training Exam）的縮寫，全國各地的精神科住院醫師每年都會參加這項考試，評量他們受訓後的進步成果。前三次考試，我為了不讓自己難堪，所以非常認真準備。蕾丁醫生說我做得不錯，有部分原因是我的ＰＲＩＴＥ成績持續進步；不過我的成績仍屬於中等水平。到了第四次考試的時候，由於我已經在波士頓地區四處兼差過，而且可以獨立診療，所以我覺得自己夠優秀，不再需要向任何人證明自己。

我走進舉辦考試的會議室，結果碰到提娜，也就是多年前第一次向我們介紹住院醫師訓練課程的行政人員。

「嗨，提娜。」

「噢，嗨，亞當。」

她拿著兩個密封的紙箱，裡面全是ＰＲＩＴＥ考試資料。

「需要我幫你拿嗎？」我問。

「沒事，我有肌肉，」她回道。

「那好，」我說。

我伸手探進口袋，尋找二號鉛筆。

考試開始，我感覺時間流逝的速度和前三次很不一樣。距離結束時間還有半小時，我就已經完成作答，然後將試卷交給在會議室前方的提娜。她禮貌地對我微笑，我開玩笑地繃緊我的二頭肌。

後來我收到成績單，結果我在所有住院醫師當中得到最高分。在這過程中，我開始明白了某些事。真的，我確實屬於這裡。

我和瑞秋訂了婚，工作表現愈來愈好，生活在我熱愛的城市。我感覺一切是那麼完美。

但是就在這時候，我的新病人伊莉絲走進門，改變了一切。

34 再次感覺自己是冒牌貨 An Impostor Once More

「為什麼我應該聽你的？你甚至還不是正職、真正的醫生。你只是第一個能夠見到我的人而已。」

這名女子二十歲、體重九十二磅（約四十二公斤），坐在我辦公室另一頭的診療椅上對我大發脾氣。她的眼神太過嚴厲，我很想移開視線。我的體型是她的兩倍大，但我還是覺得自己很渺小。簡單來說，在我看來她就是珍的翻版。

「你說得沒錯，」我說，「嗯，但最後一句話不太準確。我是這裡的總住院醫師，由我負責將病人指派給精神科醫師，我可以告訴你，把你指派給我有很多考量。」

確實是如此。穆克醫生知道，自從珍過世之後我受到不小打擊，所以她建議我，在受訓期間如果可以和另一位厭食症患者合作治療，這對我有好處。這個病人的病歷表上寫滿了字，像是「B群特性」（cluster B traits）和「性格病變」（character pathology），我知道這些都是用來形容人格障礙的精神醫學用語。收治這個病人是我最不願意做的事，但是我尊重穆克醫生的意見，所以沒有反對她的提議。

「那又怎樣，你只不過是一群白癡菜鳥醫生的主管，就自以為了不起？」

我不知道要怎麼回應她的尖酸刻薄，但是從我的表情必定看得出來，我已經被她的話刺傷，因為我感覺她在椅子上稍微放鬆了一些，眼睛望向其他地方。最後，她的眼光落在我的書架上。

「《超越佛洛伊德》（*Freud and Beyond*）？那是什麼？像是《巴斯光年》（*Buzz Lightyear*）？超越你的潛意識！」

「你喜歡《玩具總動員》（*Toy Story*）嗎？」

「你覺得我幾歲？老天，你是不是——」她停頓了一會，像是在找某種房間名稱標示。「這裡不是哈佛附屬醫院嗎？上帝救救我。」

我們兩人都覺得很洩氣，不發一語地坐了整整一分鐘。

「或許我們可以多談談你為什麼來這裡。你已經成年，所以你是自願來這裡的，對吧？我認為你多少希望自己好過一些。」

「你知道自己在說什麼嗎，亞當？」

現在我已經累積足夠經驗，所以很清楚當我介紹自己是史登醫生，病人卻叫我亞當，通常他們是為了故意無視我的存在。如果她的意圖真是如此，那麼她成功了。當下我感覺自己更渺小，什麼都不是。我又開始覺得自己是冒牌貨。

「讓我跟你說明一下，亞當。我來這裡是因為波士頓學院（Boston College）下學期不讓我回去，除非我病情穩定，持續接受治療。這就是我來這裡的唯一原因。」

「所以你已經有了目標，這樣我就有方向了。我們可以一起努力，讓你明年回到學校。」

又是一陣沉默。這一次我們兩人的眼神都定住了，我沒有移開視線。

最後，距離療程結束還有二十分鐘，她毫無預警地直接起身，不懷好意地看著我。

「去你的，」她破口大罵，然後甩門離開。

❖

「很高興又見到你，」佩蒂強醫生露出溫暖的微笑說道。

自從上次我來找她之後，她的辦公室沒有太大變動。

「我也很高興見到你，老實說我希望不用來找你。」

「很多人都這麼說，」她回道，「說吧，為什麼來找我。」

我向這位許久未見的治療師講述了自己的近況。我告訴她瑞秋的事情，還有我們訂婚的消息，分享了我終於能夠在門診部看診的感受，那一直是我夢寐以求的事。

「聽起來很不錯。」

「確實，但是我發現，今年是住院醫師訓練課程第四年，再過不久就要結束了，之後我就會以真正的精神科醫師身分進入社會，一想到這我就覺得更痛苦，我完全不知道自己在做什麼。我認真研究、讀教科書、努力實踐，但是很多時候我還是感到無能為力，覺得自己幫不上忙。白天的時候我看到我的主治醫師總是自信滿滿，工作步調從容。那不會是我，永遠不會是我。」

我低頭看著自己的鞋子，努力不讓眼淚流下來。

「如果我真的是因為僥倖，不是錯誤、而是因為很常見的無意義隨機事件，才被分派到哈佛，那麼無論我怎麼努力、無論我為未來的生涯做了什麼，我都覺得自己不是真貨。」

「你覺得自己是冒牌貨？」

我點頭。

「這在這裡很常見。你可能知道，它甚至有個專有名詞稱呼：**冒名頂替症候群**，就好像它是一種疾病，而不僅僅是我們在一步步實現自我的過程中，難免會經歷的情況。」

「你也經歷過？」

她大笑出來。

「在接受住院醫師訓練的時候，我認為自己一無是處，所以就來這間辦公室看醫生，治療自己的病。」

「真的？」我訝異地問。

她點頭。

「然後發生了一件有趣的事。我在候診室不斷遇到其他同學，一個接著一個，到後來我們開始明白，我們每個人只是想要努力撐過去，知道自己到底怎麼了。我相信你們黃金資優班的其他同學，有時候也和你一樣茫然。」

我想到了艾琳，她雖然很有才華，卻缺乏安全感，在感受課堂上時常表現出幼稚行為。或許佩蒂強醫生是對的。

「假設你是對的，」我說，「假設我身邊的每個人都和我一樣覺得自己是冒牌貨，是不是就代表說，精神醫學領域本身就是某種騙局。」

過去四年我一直不敢問這個問題。在醫學界，精神醫學向來被視為偽科學，與機械和生理學完全不同。在治療精神疾病的時候，多半以主觀評估為主，比較缺乏客觀數據。甚至如果精神科醫師不主動詢問病人，就完全不知道病人的心情是好是壞。

「你覺得呢？」她把問題丟回給我。

「我覺得，過去幾年這個領域變化很大。我認為許多存在已久的概念，老實說都是憑空想像的廢話。但是這些廢話教導我們許多原則，幫助我們得到更好的結果。我是覺得，治療方法有很多，有認知行為治療和心理分析，而且都很有幫助，但這些療法的共同點是幫助病人建立人際連結，這是最重要的部分。」

她點頭，示意我說下去。

「我想對某些人來說，藥物確實有幫助。對某些人來說它們是絕對必要的。」當下我想到有些病人同時患有多種精神疾病，例如我第一次輪值大夜班時認識的金潔和羅傑。

「還有些病人，我們完全不知道要怎麼幫忙。」

我腦海先是浮現了珍，然後是伊莉絲。

「所有領域都一樣，有病人受苦，有許多病人治療失敗，」她回道，「但這不代表我們沒辦法幫助他們。根據我的經驗，就算你明知道勝算不大，但有時候成為某個人的治療夥伴，不論對病人還是醫生都有益處。」

• • •

療程結束之後，我重新思考該如何打破我和伊莉絲的僵局。她的病情可能還沒有好轉，但是她感覺父母、朋友、甚至學校都拋棄了她。我不能這樣對她。

到了下一次約診時間，我瘋狂地重整系統頁面，確認她是否有報到。我們約定的時間是下午兩點，時間到了，然後過了。接著是兩點零二分、兩點零三分、兩點零四分。到了兩點十八分，她終於到了。

「我原本不確定你會不會來，」我說。

「我來了，」她回道。

我帶她到辦公室，她坐在我常坐的椅子上，料定我不敢要求她換位子。教科書從來沒有教我們要如何解決這種衝突場面，但是我不自覺地露出微笑。

「你笑什麼？」她語氣不屑地說。

「有嗎？我想我只是很高興你回來，這樣我們就可以一起努力。」

❖

接下來一年，我們每星期碰面，她和珍一樣總是不斷挑釁我，但是她確實讓我更了解她的痛苦。當我們結束治療時，我不敢說她的病情完全改善，但是她的表現非常好，我可以將她視為完整的一個人，她再也沒有出現幾個月前病歷表上重複記錄的症狀。我曾以為她是珍的翻版，心裡感到恐慌。但是，我必須給她空間和機會做回真正的自己，而不是我眼中的她，這樣她才能擁有足夠餘裕，在治療過程中改變自己。在療程接近尾聲時，我們花了好幾個星期為了結束這段合作關係做準備，一起回想兩人達成了哪些成果，她謝謝我沒有放棄她，我也對她說了同樣的話。

最後一次和她見面之後又過了幾年，我收到一封信。結束治療後，伊莉絲不僅順利重返校園，甚至以優異成績畢業，繼續攻讀心理學研究所。

35 改變就在這裡發生

This Is Where Change Happens

我坐在梅格．穆克的辦公室，盯著她辦公桌後方的大片窗戶。我只使用過內科辦公室，裡面沒有任何窗戶，牆上掛著一堆毫無品味的藝術作品。我的住院醫師訓練課程接近尾聲之際，只要一想到我會在一個有窗戶的房間、成為一名真正的醫生，我的胸口便感到一陣溫暖，充滿期待。

「哇，我們終於走到這裡了，」穆克醫生說。

「之前我不確定我們能走到這裡，但我們做到了。」

這是臨床離職面談，所有住院醫師都必須參加，討論每個人負責的臨床病例，然後決定誰適合負責住院醫師門診，接收需要持續看診的病人。

我們花了一個小時仔細討論我的病患名單，我試著找到正確字眼，描述這些病人在治療過程中有哪些進步、或是沒有進步。我告訴穆克醫生，伊莉絲的治療有哪些進展，也提到必須關閉奧倫的病歷表，因為他後來沒有繼續接受治療。

「吉姆的情況如何？」

吉姆是我治療的第一位病人，一想到當時我是怎麼離開他的，心裡就覺得特別難過。

「吉姆還是吉姆，」我說。

她疑惑地看著我。

「他還是那個容易暴怒的自戀狂，這是他說的，不是我說的，但是現在他太太已經離開他，吉姆又遇到一名女子，填補他分裂的自我留下的空缺。」

穆克醫師吃驚地看著我。

「天啊！我聽起來就像真正的哈佛精神科醫生。」我說。

「我想你可能是，」她回道，「說到這，你開始找工作了嗎？我的意思是，畢業之後。你知道的，我們很樂意在這裡幫你留個位置。」

我開口想要回答，卻什麼也說不出來。

「不用現在告訴我。你好好想一想。」

事實上，在這之前我想過好多次。我甚至在波士頓四處面試。在波士頓北邊有一家大型醫療集團，擁有好幾間醫療院所，他們就像一台運作極有效率的機器，每次看診時間限定二十分鐘，每家醫院每天排定二十五位病人。這家醫療集團的醫師辦公室，看起來就像你會在比佛利山莊看到、裝潢奢華的房間，除了擺放許多耀眼奪目的雕塑，牆上還掛著品味高尚的藝術作品。醫生的起薪相當優渥，但是要在短時間內和這麼多人互動，這一點我不太能接受。我懷疑，在這種情況下，我能否好好地認識每個病人。

我面試的下一個醫療集團也很不錯，在波士頓有三個據點，但是氣氛完全不同，每個據點只有一名精神科醫師，另外有數十名治療師和神經心理學家。工作環境看起來很好，比起長木醫學園區的辦公室要氣派許多，但是我只能專心負責精神病藥物管理的部分，身邊的治療師會比我更了解他們的病人。

我還去了另一家醫療集團面試，地點位在波士頓南邊，我個人非常喜歡。這家醫療集團主要由醫學博士組成，他們會共享資源，但是可依照自己的意願，以獨立臨床醫師的身分看診。部分營收用來支付經常性費用和行政人員薪資，其餘的營收完全歸醫學博士所有，就看我要如何安排自己的診療時間。這家集團看起來真的很有吸引力，我差點就要和他們簽約。

但是最後我退縮了，唯一的理由是這裡和學術圈缺乏連結，而我已經把學術圈視為自己的家。在這裡不會針對新出現的研究主題進行教學討論；沒有併發症和死亡病例討論會，無法從同儕的錯誤中學習。或許在茶水間會有非正式討論，但是我不需要教導學生和住院醫師，如果待在學術圈，就需要承擔教學責任。不過，到了第四年，教學已經成為工作中最令我充滿活力的部分，我不想放棄。

繞了一圈之後，我決定留在自己的醫院。我還是覺得經顱磁刺激的工作非常有趣，特別是搭配精神科治療的時候。我詢問經顱磁刺激治療中心的主管，是否想過招募一名全職精神科醫生和他們一起工作。他們很高興我提出這個建議，但他們不希望我僅僅擔任經顱磁刺激與精神醫學之間的溝通橋梁。他們希望我正式成為團隊成員，一起協助提升這個專業領域。

「改變就在這裡發生，」其中一個人說，「你可以每天在這個了不起的地方工作。」

這裡的薪資比我在其他地方能夠領取的還要低，而且一開始我必須和別人共用辦公室，或許會有窗戶、或許沒有，除了分內工作之外，上班時間我還得負責其他臨床工作——但是我可以從頭參與剛開始受到醫學界矚目的治療方法。我還可以加入研究專案，研究新的治療方法，如果病人接受其他治療方法卻不見任何成效，這時新療法就能派上用場。最棒的是，我可以繼續留在哈佛醫學院成為講師，教授第一年的精神病藥物課程，監督住院醫師，協助他們未來四年累積專業能力。我決定接受這份工作。我回去向穆克醫生報告說我願意留下來，但是會在大樓另一側上班。她為我感到高興，並且提醒我，她的大門會一直開著——過去幾年每當我在臨床上遇到難題，就會充分利用這項福利。她告訴我，醫院允許教授在夜間租用辦公空間，私下替病人看診。租金非常有競爭力，或許我可以擁有一間有窗戶的辦公室。

❖

住院醫師訓練課程的畢業典禮在六月中舉行。我家人特地從紐約過來參加典禮，在典禮正式開始前的接待會時間，他們和教授閒聊了一會。我的導師陸續來到我父母面前，說他們很榮幸過去四年能夠指導我。尼娜、簡、斯特蘭德、麥昆、穆克、蕾丁和梅西全都圍在我身邊稱讚我。當時我實在無法理解。我很確定，在住院醫師受訓期間，有好幾次我的工作表現差強人意、能力不足、甚至累到無法專心投入。我想不通，這些人為什麼這麼驕傲地告訴大家，他們指導了一位很長一段時間都覺得自己無能為力的醫生。

但是多年後，我漸漸明白。我們身為教授，看著住院醫師睜大眼睛、滿懷期盼地加入訓練課程，但因為缺乏臨床經驗，所以還未曾經歷失敗、留下創傷。我們要幫助住院醫生度過這段歷程，看著他們讓自己變得完整，雖然有些不完美、卻身經百戰。這段經歷是一份珍貴的禮物，很少人有機會體驗。

在正式典禮期間，每位住院醫師會接受他們選定的教授敬酒祝賀。穆克醫生為我說了幾句話，我記得最清楚的是，她說她非常高興我願意留下來，繼續成為我們社群的一份子。當天晚上的壓軸活動，是部門主管頒發亨利奧特曼醫學教育傑出獎（Henry G. Altman Award for Excellence in Medical Education）給我。他說這一屆有非常多住院醫師都很優秀，委員會很難選擇，但是我在教導醫學院學生和年輕住院醫師方面貢獻良多，所以得到這項殊榮。主管和我握手，我猜想這是否就是「成功」的感覺。多年後，我終於擁有自己的辦公室，因為空間夠大，我就把各種學位證書掛在牆上，這個獎章就掛在這些證書旁邊。直到現在，這依舊是我最珍惜的榮譽獎章。

畢業典禮結束兩星期後，瑞秋和我在波士頓公共花園舉行小型結婚典禮，我們邀請一群好友和家人參加，其中也包括黃金資優班的幾位同學。公共花園內的數十名路人也暫停手邊工作，觀看我們的婚禮。實在沒想到，我們竟然如此公開歡樂地慶祝我們兩人的愛情，真的不勝感激。

在朗誦結婚誓詞時，我們看著對方，聲音顫抖。婚禮曾中斷了兩次、不是一次，因為有一位精神抖擻、衣著講究的男士，拿著八〇年代風格的喇叭在花園四周緩緩散步，喇叭聲開得很大，播放的音樂聽起來隱約像地中海樂曲。我們兩人四目交接，同時笑了出來，一起分享這個意外時刻。幾分鐘後，我為瑞秋戴上她的完美鑽戒，牽起她的手。當簡短的婚禮結束，我們同時吐了一口氣、充滿感激，我們兩人終於結為連理。未來的人生正等著我們。

我們決定延後蜜月旅行，一直等到九月，我們兩人才能同時撥出兩星期空檔。和瑞秋結婚兩天後，我就回到長木醫學園區開始擔任新教職。我知道，我絕不會成為四年前我腦海中想像的哈佛精神科醫師。我已經看過太多案例，病人和那些努力幫助他們恢復生活常規的人們之間，成功建立了人際連結。原本盤據在我腦海的精神科醫師形象已不復存在，取而代之的，是努力付出後得到的事實真相。我終於理解，和你身邊的人建立連結、為他們付出、有目的地向前邁進，究竟代表什麼意義。

悼念 In Memoriam

畢業後，班上同學四散各地，開啟下一個階段的人生，三年後大家在波士頓重聚，哀悼一位離世的夥伴。克莉絲汀．佩特里奇（Christine Petrich）醫生非常受到班上同學喜愛，四年同班期間，她也成了我的好友。我們從哈佛長木醫學園區畢業之後幾乎斷聯，她選擇申請某個頂尖的司法精神醫學研究醫師訓練課程，之後在靠近德州家人住處的學校取得教職。有一天早上我們被一則消息驚醒：佩特里奇選擇結束自己的生命。我們感到相當震驚與痛心。我們每個人都試圖用自己的方式，去理解她為何要自殺，但是我們都覺得，除非大家聚在一起，否則無法好好哀悼她的離世。尼娜邀請我們一起到她家。簡也來了，少數幾位距離遙遠的住院醫師則是透過視訊參加。那天晚餐時，我們上了最後一堂感受課。我們彼此分享各自的故事、說出內心的悲傷。這個世界失去了一位非常特別的人。

我大聲質疑，我是不是不能再為克莉絲汀做更多，其他人也和我一樣感到懷疑、懊悔，心裡很不好受。我們應當是預防自殺的專家，卻無法保護自己的夥伴。大家忍住衝動，不去探究之前一起受訓時是不是錯過了哪些危險徵兆。但是不論我們從朋友的生活中發現了哪些危險因子，也無法化解我們的哀傷。事實上，每個人只要一想到她人生中那些美好、珍貴的片段，包括她的才智、成就、以及對家人和朋友的愛，就會情緒崩潰。克莉絲汀有可能是我們當中任何一個人，她的離去讓我們更加珍惜自己的生命。

晚上結束時，我們為這名朋友流下了眼淚，讚美她是如此特別的人。我們決定，未來一定要毫不猶豫、毫無保留地支持彼此。當我們再次說再見，大家更用力擁抱彼此，情緒也比剛到的時候要平靜許多。

致謝 Acknowledgments

寫這本書的過程中，我得到非常多人支持。首先我想要感謝在哈佛長木校區的同學。我成為精神科醫師的經過和他們脫離不了關係。感謝他們鼓勵我將我們的共同經歷寫成書。他們的集體記憶、各自提供的素材，都非常寶貴。謝謝這群好同事以及一輩子的好友。

我還要謝謝在精神醫學領域、以及在我人生中曾經教導我的老師們。在哈佛長木醫學園區，有無數人全心全意教導我們，成為富有同情心、有能力的精神科醫師究竟代表什麼意義。由於篇幅有限，我無法一一向這些人致謝，但是無論如何，我要謝謝他們每個人。

如果沒有替病人看診，我不就可能得到這麼多啟發。我希望透過我的故事表達感謝，我很感激他們願意和我建立人際連結，讓我有機會和他們合作。不論是過去、現在還是未來，我們的病人總是不斷地督促我們，在醫學上要有更好的表現，這也是我對病人的承諾，我會持續努力成為更稱職的治療夥伴。

我要向許多家人表達我無盡的感謝和愛。多年來他們讓我相信，我可以在這一生達成了不起的成就，如果沒有他們引導，我不可能達成現在的成就。謝謝我的父母泰莉（Teerie）和馬克（Mark），如果不是遺傳你們的優秀基因，我不可能成為作家和醫生；如果沒有你們無條件付出愛與關懷，我不可能做好這兩件事。你們讓我有動力在這世上做好事，成為黑暗之地的光源。謝謝你們。謝謝我哥哥大衛，你一直是我的嚮導和榜樣。我能實現夢想，通常是因為你告訴我該怎麼做。在我學醫過程中、在我人生中，你一直扮演這樣的角色。謝謝叔叔史蒂芬（Steven）和傑佛瑞（Jeffrey），他們教導我，像我們這樣的人，創造力是我們人生最核心的部分，我們應該擁抱這種特質。小時候，我們自然而然就能發揮創造力，但是我從你們身上學習到該如何培養創造力，讓創造力能夠隨著年紀增長持續累積。我還要謝謝表哥布萊德（Brad）總對我最微不足道的醫學成就感到驚奇，並給予鼓勵。謝謝所有阿姨、叔伯、表親、祖父母、姻親、姪甥女、姪甥兒，我愛你們，感謝你們對我的愛。這一生你們如此支持我，我真的感激不盡。我也要謝謝我兒子，你和你媽媽一樣，用難以想像的方式豐富了我的人生。我期望你能過著充滿驚奇、歡樂、以及好奇心的生活，也希望你能將這一切帶給全世界。我對你們的愛無法用言語表達。

我要謝謝我的作家經紀人，之前是凱倫・穆爾哥洛（Karen Murgolo），現在是愛維塔斯創意管理公司（Aevitas Creative Management）的麥可・希諾萊利（Michael Signorelli）。凱倫，謝謝你願意給我機會，在出書過程中指引我，如果沒有你，就不會有這本書。麥可，謝謝你協助完成這本書的出版，讓我有機會實現一生的夢想。同樣地，我非常感謝德比・布洛迪（Deb Brody）與霍頓・米夫林・哈考特出版公司（HMH Books）的團隊。從一開始我就知道，我的故事會得到妥善處理。

我也非常感謝讓我健康地生活，能夠長命到完成這本書的醫療團隊，更重要的是，你們讓我這一生獲益良多。我要特別謝謝托尼・喬伊里（Toni Choueiri）、傑森・派翠拉（Jason Petrilla），以及在丹娜法伯癌症研究所、布萊根婦女醫與貝斯以色列女執事醫療中心的團隊。謝謝我的同事與許多朋友，在充滿挑戰的那些年，一直無條件支持我。

謝謝希爾維亞・格拉齊亞諾（Silvia Graziano）、麥可・克萊曼（Michael Kleiman）、羅斯科・布萊迪（Roscoe Brady）、艾瑞卡・格林伯格（Erica Greenberg）和麗茲・裴瑞茲戴波（Liz Perez-Daple）提供編輯建議和友誼支持。你們在這本書製作初期提出的意見，對於這本書的出版非常重要，我永遠感謝你們。我也要特別謝謝艾倫・巴奈特（Alan Barnett）、米凱拉・拉布利奧勒（Michaela Labriole）和迪爾德雷・納倫（Deirdre Neilen），這三個人來自世界不同角落，他們讓我相信我能成為作家。

最後，也是最重要的，我要謝謝我太太，讓我說出我倆愛情故事的特別版。不用懷疑，她需要保有某種程度的個人隱私，和大家分享我們在住院醫師受訓期間如何成為情侶，這對我來說就像暴露療法常用的傾吐技巧。但是她依舊支持我完成這本書，這對我來說非常重要。她是個了不起的女性，擁有獨特的魅力和優雅氣質，難以用文字形容。我已經盡可能描述我如何愛上我太太，但我知道，最終的成果仍無法真實呈現我們關係的複雜程度與多采多姿，更無法展現她美麗而完整的人格。

INSIDE 31

精神科醫師養成筆記

COMMITTED

Dispatches from a Psychiatrist in Training

作　　者　亞當．史登（Adam Stern）
譯　　者　吳凱琳
總 編 輯　林慧雯
封面設計　黃新鈞（金日工作室）

出　　版　行路／遠足文化事業股份有限公司
發　　行　遠足文化事業股份有限公司（讀書共和國出版集團）
　　　　　地址：231新北市新店區民權路108之2號9樓
　　　　　電話：（02）2218-1417
　　　　　客服信箱：service@bookrep.com.tw
　　　　　郵撥帳號：19504465遠足文化事業股份有限公司

法律顧問　華洋法律事務所　蘇文生律師
印　　製　韋懋實業有限公司
出版日期　2023年10月　初版一刷

定　　價　470元
I S B N　9786267244319（紙本）
　　　　　9786267244333（PDF）
　　　　　9786267244326（EPUB）

國家圖書館預行編目資料

精神科醫師養成筆記
亞當．史登（Adam Stern）著；吳凱琳譯
一初版一新北市：行路出版：
遠足文化事業股份有限公司發行，2023.10
面；公分
譯自：Committed: Dispatches from a Psychiatrist in Training
ISBN 978-626-7244-31-9（平裝）
1.CST：史登（Stern, Adam）　2.CST：精神醫學
3.CST：專科醫師　4.CST：傳記
415.95　　　　112012771